わたしは適応障害

大井駒子

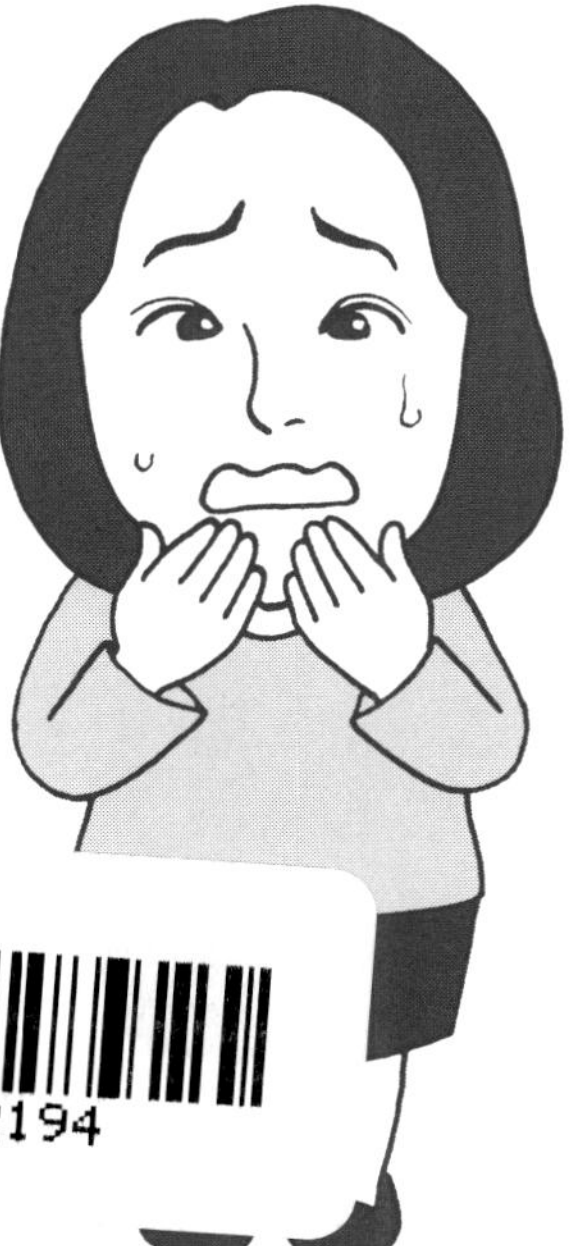

JN192194

彩図社

はじめに

私は幼少期の頃から人とコミュニケーションをとるのが苦手で、子供ながらに対人緊張が強くて生きづらいなと感じながら大人になりました。

短大を卒業して就職してからは、ますます社会にうまく適応できないという壁にぶつかり、適応障害から派生した、度重なるうつ病、対人恐怖症、アルコール依存、睡眠障害に悩まされ続けてきました。

ご存知かもしれませんが、適応障害という病気は、ある特定の状況や出来事がその人にとってとてもつらく耐え難く感じられ、抑《よく》うつ気分や睡眠障害などのさまざまな心身の症状を引き起こして、ひどくなると学校・仕事・家での活動に支障をきたすものをいいます。皇太子妃雅子さまが患っている病気だと報道されたことから、世間にも広く認知されるようになりました。

社会人になった私は、職場の人間関係をうまく構築していくことができなくて、次から次へと仕事を変えてきました。そして辞めたくなる度に、「辛抱や頑張りが足りないのかな」とひどく落ち込み、その都度自分を深く責めました。

同級生が社会人として歩み始め、ある者は出世し、ある者は結婚し、それぞれ人生を頑張っているというのに、私はうつ病のせいで仕事に就くこともままならず、酒浸りの引きこもり生活を送っていた時期もあります。

30代前半の頃、1年近くの引きこもり生活を経て再就職しましたが、そこでも環境に馴染めないまま、通勤しているうちにうつ病を再発させてしまいました。そんな折、神奈川県出身の現夫からのプロポーズを受けて、生まれ育った沖縄から神奈川へ移り住むことになりました。しかし、慣れない環境下での不慣れな子育てに加えて、ママ友や新しい人間関係に疲弊したり、標準語に馴染めなかったりで、精神的に追い込まれて対人恐怖症を患ってしまいました。

そういう経緯があって心療内科へ通うことになり、そこで認知行動療法と出会ったことや、関連書を読んで主体的に治療に取り組むようになってから、ようやく明るい兆しが見えてきました。

適応障害という病気のやっかいなところは、直面している事象から離れれば、症状が治まるということです。このことから、周囲からはイヤイヤ病だとか努力が足りないと揶揄されてしまうことが多いのですが、ひとたびこの病気を放置しておくと、うつ病や最悪、自殺に追い込まれることがあり、看過できない病気なのです。

あなたもどこかで苦しんでいませんか。

私もずっと苦しみ続けてきた一人です。

この書籍は、私の実体験に基づいて、適応障害になるまでの環境変化や症状、あるいは治療方法などを紹介するものです。適応障害は対処方法を見出せれば確実に軽減できると断言できる病気です。その対処方法は人さまざまですが、拙著によって見出していただければ幸いです。

わたしは適応障害　もくじ

第1章　適応障害ってどんな病気？

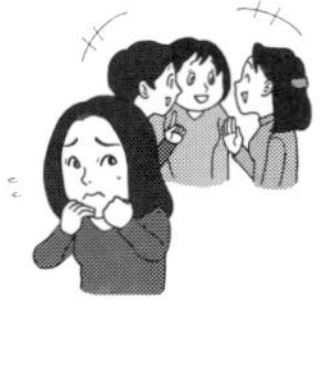

第2章　子どもの頃から社会人になるまで

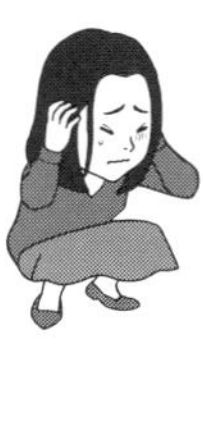

第3章　新生活と初めての子育て

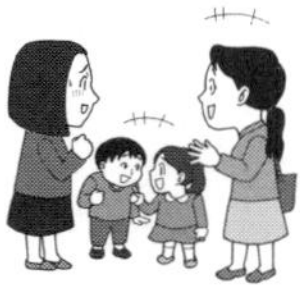

第4章　適応障害と向き合うために

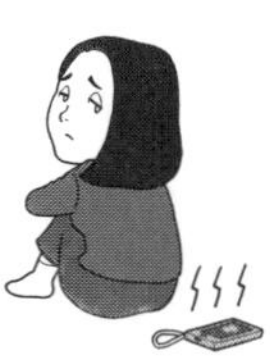

第1章

適応障害ってどんな病気？

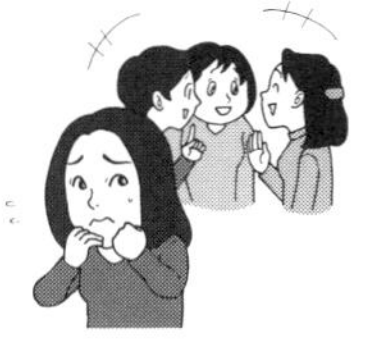

適応障害ってどんな病気？

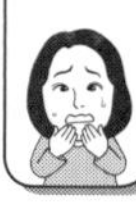

すでに一般的に認知されている精神疾患の一つ、「適応障害」。その症状はさまざまで、抑《よく》うつ、不安、パニック、憔悴《しょうすい》、集中力・記憶力の低下などの情緒的な症状や、不眠、食欲不振、倦怠感、微熱、酸欠感、対人緊張、頭痛、胃痛、心因性頻尿、下痢などの身体症状、そして薬物依存、アルコール依存、ギャンブル依存、不登校、出社困難などの問題行動が近年認められています。

適応障害という病気は、ある特定の状況や出来事がその人にとってとてもつらく耐え難く感じられたり、そのストレスの要因を取り除けない状況が続いたり、あるいは、ストレスが許容範囲を超えて慢性化するなどしてさまざまな症状を引き起こし、ひどくなると学校・仕事・家での活動に支障をきたすものをいいます。それらの心身症の多くが、適応障害から発生したストレスにより影響を受けたものだと言われています。

近ごろは「新型うつ病」という新しい言葉があるのですが、その実態は「うつ病」

というよりも、「適応障害」であることが多いようです。

うつ病は「心の風邪」という例え方をされることがありますが、実際には適応障害が心の風邪レベルで、うつ病や心身症が「肺炎」に相当するくらい重症なものになります。適応障害を、もっとも身近な精神疾患の一つである「うつ病」と誤診されて治療をすると、病状が悪化して治るまでに時間がかかってしまう可能性があります。

この病気のやっかいなところは、直面している事象から離れれば、症状が治まるということです。このことから、周囲からはイヤイヤ病だとか努力が足りないと揶揄されてしまうことが多いですが、この病気を放置しているとたちまち対人関係や社会機能が不全となり、うつ病や、最悪の場合は自殺に追い込まれることがあり、看過できない病気なのです。

「適応障害」を臨床単位として確立するにはまだまだデータが不足しているようですが、気質の堅い日本人が作り出す社会は、あまりにも高度で適応するのが難しく、多くの人が適応障害で苦しんでいると言われています。特に「空気を読む」など暗黙のルールが厳格であり、ストレスが溜まる社会です。

延《ひ》いては、インターネットという便利なツールが、リアルに人と接しなくてもよいバーチャルな関係性をもたらして、人間関係の希薄化やコミュニケーション不足に陥って対人恐怖症を助長させます。また、非正規社員の増加や格差社会といった不本意な生き方の多様化が、劣等感や生きづらさ、心に抱える闇を深くさせて、さまざまな精神疾患をこじらせることになります。

このようにして、表面化せずに潜在的に苦しんでいる人を含めると、日本には莫大な数の「適応障害」の方がいるのではないかと想像できます。

適応障害に陥りやすい性格

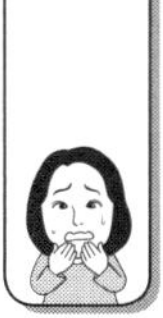

それでは適応障害に陥りやすい性格とは、どのようなものなのでしょうか。本人を取り巻く環境によっても違ってきますが、性格なども発症原因の一つとなりえるようです。この障害を抱えている人たちには次の共通点がみられます。

セルフチェックをしてみましょう。

check!

✓	順応性が低い		融通が利かない		頼まれたら断れない
	心配性		失敗を引きずりやすい		自己評価が低い
	完璧主義		傷つきやすい		自己主張が苦手
	真面目		プライドが高い		他者からの評価を気にする
	几帳面		プレッシャーに弱い		感情の表現・処理が苦手
	頑固で気が強い		不安感が強い		自律神経のバランスが乱れやすい

いかがでしたか、当てはまる項目はあったでしょうか。

近年では、「社会的に立派な人」や「人一倍前向きでストレスに強いと自負していた人」の患者も増えているそうです。我慢強い人は、多少過酷な環境でも弱音を吐かずになんとか一人で乗り越えようとするのですが、時には限界を超えてしまうということも起こります。自分の適応能力を超えて頑張りすぎた結果、身体に変調をきたすようになって、ようやく精神科を訪れるというわけです。

私は性格上、周囲の人には理解できないような些細なことで落ち込んでしまうところがありますし、つらいことや悩んでいることがあっても、吐き出すことができず溜め込んでしまいがちで、積もりに積もってから感情を爆発させてしまうところがあります。そのために、「もっと早くに相談してくれたら、小さな問題で済んだのに」と指摘されることがあります。

無理なことや嫌なことでも断るのが苦手で、人から頼まれごとをされると、キャパシティを超えているにもかかわらずつい安請け合いをして、後で困ってしまうという経験があります。そして自己評価が低く、ネガティブ思考に陥りやすいのも特徴的で、せっかくのチャンスが訪れても「自分なんかにできるはずがない」と諦めてしまうことが多く、自ら幸運を遠ざけ、不運や失敗を引き寄せてしまうところがあります。

自己主張も苦手なため、気づいたら相手のペースに巻き込まれているというパターンが幾度となくありました。ストレスを発散させることも苦手で、失敗した体験や清算してすでに終わった過去の苦悩をいつまでもくよくよ引きずってしまうところがあります。

適応障害のタイプ分け

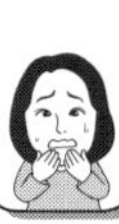

適応障害は次の6つのタイプに分けられます。

タイプ	症状
抑うつ気分を伴うタイプ	憂うつ、絶望感、涙もろくなる、意欲や気力がなくなる、集中力・判断力の低下、感情のコントロールが難しくなる
不安を伴うタイプ	漠然とした不安感、死や災害、病気に対する強い不安感、神経が過敏になる、軽いパニック発作を起こす
不安と抑うつ気分を伴うタイプ	不安症状と抑うつ症状のどちらもあるタイプ

行為障害を伴うタイプ	情緒障害と行為障害を伴うタイプ	特定不能なタイプ
反社会的な行動や人に暴力を振るう、万引きなどの犯罪行為に走る	不安や抑うつなど情緒的な症状と、行為障害の両方がある	肩こり、頭痛、疲労感などの身体症状を主に訴えたり、ひきこもりがこれに該当する

「昇進」「進学」「結婚」などの良い出来事であっても、生活の変化に適応できなくてこれらの症状が生じることもあります。「職場」「学校」「家庭」「友人関係」といった日常生活のなかで、ストレスがどんどん溜まって心の容量をオーバーしてしまったら、生きるエネルギーが乏しくなって、たちまち適応障害を発症させてしまうことでしょう。この病は誰でもなり得るといっても過言ではないかもしれません。

日本人の気質と文化は精神障害を引き起こしやすい

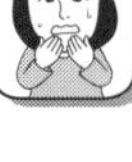

完璧主義、几帳面、真面目で勤勉。海外からの評価が総じて高い日本人の気質は、生きていく上でメリットになりデメリットにもなります。また、日本に根付く「恥の文化」や、協調性を重んじて他人と足並みを揃えて生きることを美徳とするところなども、対人場面において必要以上に緊張を誘発させて、精神障害を引き起こしやすいものです。

昔から日本には「恥を忍ぶ」という表現があります。太宰治の小説「人間失格」は、「恥の多い生涯を送って来ました」から始まっています。これらのことから、日本人にとって恥をかくのは大変なことだと認識されていることが読み取れます。失敗して恥をかくことに抵抗があるからと、失敗しないように無難な選択をしているうちに、マイナス思考が膨らんで、どんどん消極的になってしまいます。欧米人のようにポジティブに、「失敗は成功のもと」という発想に至ればいいのですが、なかなかそういうわけにはいかないようです。

また日本人の気質だと、他者との関わりには無意識に遠慮が入り込んでしまっているので、自分の行動を相手がどう思うかを推し量り、自分の気持ちを抑えるようになってしまいがちです。実はこのような性質の一つ一つが精神障害を引き起こす要因になっており、ずっと障害を抱えずに元気で過ごしていたのに、社会人になってから精神障害を発症する人が多いのも特徴的です。

ちなみに対人恐怖症は、海外においても「Taijin kyofusho」と呼称されているほど日本人に多く見られる、メイドインジャパンの文化依存症候群だそうです。

だからといって、日本人の気質がマイナス要素ばかりを含んでいるわけではなく、むしろプラスに働くこともあります。

日本が戦後急速な復興を遂げて、短期間で経済大国の列に並ぶことができたのは、ひとえに日本人の真面目で勤勉な気質のおかげだと言えるでしょう。

また東日本大震災が起きたとき、海外のメディアからは、震災の混乱時でありながら食料の奪い合いや無法状態が見られず、みんながきちんと列に並んで順番に救援物資を受け取っている姿に驚いたというコメントがなされ、苦境にありながらみんなで励まし合い、情報提供を呼びかけている姿は立派だと、日本人の行動を高く評価する声が上がりました。

人間はいざというときに本性が露呈するものですが、あの悲惨な出来事から垣間見えたのは、日本人は文化的に感情を抑圧する力があり、一体性を重視する社会性ゆえに、秩序意識を失わず、相手を尊重する心を忘れないでいることができた。そして悲しみを静かに自分の内側で噛み締めながら、一丸となってあの悲劇に立ち向かうことができたのではないかということです。

適応障害とうつ病の違い

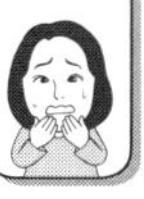

適応障害とうつ病は異なる病気なのですが、どちらも社会生活上のストレスにより、精神的なダメージを大きく受けたことから発症する病気です。

この二つは、原因と症状が類似していることから、医師もしばしば誤診してしまったり、経過途中で診断を変更するということはよくあるそうです。

ちなみに、適応障害とうつ病の最大の違いは、抑うつ状態の持続性と言われています。うつ病の症状は、問題となっていた人間関係や出来事が解決しても、不安や気分の落ち込みといった抑うつ状態は続きますが、適応障害の場合は、そのストレスの原因から離れると症状が軽減するというのが特徴です。

私の場合、後述する米軍基地で働いていた初期の頃は、仕事が休みの日になると、微熱と咳の症状は治まって、友人と出かけたり、好きなことにも打ち込める気力がありました。この時点では、まだ適応障害だったようです。しかし、我慢しながら通勤しているうちに症状が重くなり、たとえ休日でも、会社のことを思い出すだけで不安感や嫌悪感が強くなっていき、食欲もわかず体重が減ってやつれていきました。朝の抑うつ気分も強烈で、「生きていくのが、しんどい」という感情に支配されていたことを思い出します。

適応障害はうつ病へと進行する「うつ病予備軍」という点においては、症状が悪化しないよう、なるべく早い段階で対処することが重要だということを思い知らされました。

第2章

子どもの頃から社会人になるまで

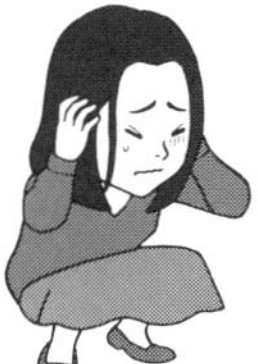

みんなの輪に入れない

遠足、運動会、修学旅行といった、みんなが一丸となって楽しむイベントがとにかく苦痛でしかなかった学生時代。ここから書いていきたいと思います。

例えば学園祭や文化祭などで楽しそうにしている生徒たちを見ると、「なんでこんなにみんなと足並みを合わせる必要があるのかな」と冷めた気持ちがありました。しかしその気持ちとは裏腹に、輝いている彼らのことを「羨ましいな」という気持ちもあって、あの中に入れない自分を寂しい人間だと感じていました。

そんな私は、自由に二人一組でペアになって活動するということも苦手でした。クラスの人数が偶数ならいいのですが、奇数の場合はどうしても一人余ってしまいますよね。そこで「はい、それじゃ残った人は先生と組みましょう」というパターンになります。

このような体験をしたことはないでしょうか。クラスの人気者や天真爛漫なタイプの人、すでに仲の良い友達がいる人だと、たやすくパートナーを見つけることができます。しかし、極度な緊張しいで引っ込み思案な性格だった私は、「一緒にペアを組もうって誘ったら迷惑かな」というネガティブ思考にとらわれて、うじうじもじもじしているうちに、周りはどんどんペアを組んでいきました。案の定、周りのクラスメイトたちは仲の良い友達同士でくっついていき、私一人だけがぽつんと取り残されました。

そのような経験から、「自分は余り物」という発想が頭から離れなくなり、勉強が手につかず、暗い気持ちになったことが今でも記憶として鮮明に残っています。人を誘う行為って、とても勇気がいりませんか。私は大人になった今でも、友人でさえ、食事やショッピングに気軽に誘う行為に苦手意識を持っています。その根底には「断られたらショックだな」「この人は私と一緒にいて、本当に楽しめているのかな」というネガティブな発想があって、それが邪魔しているのかもしれません。

また、中学校に入学したての頃、クラスメイトの誘いで何気なく入部したバスケット部では毎日二人一組になって練習するという形態をとっていて、そこでもペア探しに一苦労でした。

頭の中で何度もシミュレーションして、ようやく勇気を振り絞って部活仲間に「今日一緒にペアを組んで練習しよう」と誘っても、「ごめんね、今日の相手決まってるんだ」と断られる始末。「やっぱり迷惑だったのかな」と、勝手に惨めな気持ちになることもしばしばありました。

そんなある日の休み時間、私ともう一人の部員が先輩に呼び出されたことがありました。なんの前触れもなく、二人とも全身にトイレットペーパーをぐるぐる巻きにされ、あっという間にミイラ女に仕立てられたかと思うと、今度は「1年生から3年生の廊下を走ってこい」と命令されました。

絶対的な存在である先輩の命令に背くわけにもいかないので、言われるがままもう一人の部員とともにトイレットペーパーを巻かれた状態で全校生徒の前を走りました。

爆笑の渦の中、ただ恥ずかしいという気持ちでいた私とは対照的に、明るい性格の部員は、そんな羞恥プレイを物ともせず、それどころか笑いをとったことが誇らしかったようでドヤ顔を決めていました。

寡黙な家庭で育ったせいか、融通の利かない私は、「からかわれる」という行為をひどい仕打ちをされたと受け止めてしまったのです。

そのときに、自分だけがターゲットになっているんじゃないかという被害妄想を持たず、他の部員たちも同様に似た待遇を受けていて、しかも自虐しながら受け入れていることをもっと客観的に捉えることができていたら、学生生活が違うものに変わっていたでしょう。

物事は捉え方一つでどうにでもなるんだなという出来事でしたが、当時の私には客観的に物事を捉えてみるという柔軟な発想がありませんでした。そのせいで、突発的に起きる先輩からのかわいがりに、距離の取り方が分からなくて、ちょっとした人間不信に陥って小さな胸を痛めていました。

結局のところ、練習のつらさ云々よりも、ペアを組んで練習するということや体育会系のノリにどうしても馴染めず、1年半後には退部しました。

人と接するのが苦手

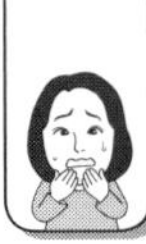

「相手にどう見られているのか」「自分は集団の中でどの立ち位置なのか」ということに思考を巡らせるのは思春期特有の行為なのですが、おそらく私の場合は、そのことが必要以上に気になって神経をすり減らしていたように思います。

対人緊張が強い私にとって、普通の人と同じように立ち振る舞うことは大きなストレスで、クラスメイトになんとなく圧迫感を抱いていました。表面上は笑顔で対応していても、心の中では「相手の気分を害するような言動はなかったかな」「こんなことを言ったら変に思われるかな」という考えがぐるぐると頭の中を巡って、せっかく休み時間にクラスメイトがそばに来てくれても、何を話したらいいのか分からなくて、内心では「早くチャイムが鳴らないかな」と考えていることもありました。そんなこともあって、休み時間になるとあらかじめ机に伏せて寝たふりをしてやり過ごすこともありました。

女の子同士でトイレへ行く習性にも、どうしても馴染むことができなくて、「膀朓タンクの溜まり具合は人それぞれ」と割り切って、つるむルールからはみ出して一人行動をしていました。

学校は集団生活をする場なので、これではいけないと頭の中では分かっていても、自分から孤独を選んでいるところがあったのです。

周りが無邪気に学生生活を謳歌しているのに、どうして自分だけが楽しく過ごせないのだろう、という悲しい気持ちがこみ上げてきて、授業中に泣けてしまい下を向いてばれないように涙をぬぐうこともありました。周りは定着した友達やグループができていましたが、私はそのどちらにも属していませんでした。だからといっていじめられているわけでもないし、常に一人ぼっちというわけでもありません。

気さくに話しかけられる人になりたいな、

一緒にいて楽しいと思ってもらえる人になりたいな、

今のこの状況から抜け出すにはどうしたらいいのだろう、

こういうことを必要以上に気にしないようにするには……。

「本当は私みたいに、学校生活や集団行動を負担に感じているけど、隠している人もいるのかな」という疑問を抱きながら、卒業式も「なんだか全然悲しくないけど、周りが泣いているから私もとりあえず泣いているフリをしておこうかな」と、卒業式のテーマソングを聞きながら冷めた気持ちで門出を迎えました。

大人になって学生時代の友人から当時の私の印象を聞く機会があったのですが、単独行動＝ひょうひょうとして見えていたそうで、さいわい良い方向へ変換してくれていたみたいです。

そういうわけで、彼らには私が当時抱いていた悩みを話したことがありません。実際の私は、緊張していても悟られないように取り繕っているような、小心者のチワワだったのです。

来る者拒み、去る者追わず

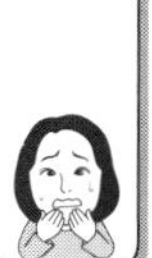

沖縄には「模合＝モアイ」という昔ながらの風習があります。複数の個人や法人がグループを組織して、毎月決まった金額を集め、それを順番に毎月メンバーの誰かがもらうという仕組みです。昔は相互扶助の精神で行われていたのですが、現代ではもっとカジュアルに捉えられており、親族・職場・友人などの交流をより深める意味合いも含めて行われています。居酒屋などの飲食店に集まってワイワイ楽しむ雰囲気は、金銭のやりとりを除けば一般の飲み会となんら変わりはないでしょう。

働いて給料をいただくようになると、沖縄の人なら誰しも一度は模合に参加した経験があると思うのですが、私にとってはそれがちょっとした悩みの種となっていました。

「今週末にはまた模合がある」。同じメンバーで毎月毎月会っていると話のネタも尽きてワンパターンになっていくのは仕方のないことですが、しかしそのことよりも、「大勢の中にいるのに孤独感に苛まれてしまうのはどうしてだろう」という感情があることに気づいて、そのことについて思い悩むようになっていたのです。

10人くらいの人数になると、その中でもさらに仲の良い人たち同士で固まって話をするようになります。それなら会話の中に参加して、その場を楽しめばいいだけのことなのに、ここでも「雰囲気を壊してしまわないかな」「会話の流れを変えてしまわないかな」というネガティブな思考にとらわれてしまって、なかなか割って入ることができずにいました。

自ら話題を提供することも苦手なので、気づいたらいつも聞き役になってしまいます。そのせいで、大勢の中にいるのに、なんだか一人ぼっちのような気がするのです。

自分自身が輪の中に飛び込むことができないだけなのに、「この中に自分を理解してくれる人がいない」「心を許せる人がいない」と卑屈になってしまって、毎回帰宅する頃には疲れ果てるといった現象が起こるようになりました。本当はもうしんどいから止めてしまいたいのですが、断ったらどう思われるかを考えるとそんなこともできるはずがありませんでした。

些細なことなのですが、当時ある問題を抱えていて、メンバーにそのことを事後報告すると「友達なんだからもっと頼ってくれてもいいのに、駒子は何かあっても全然相談してくれない。いつも何を考えているのか分からないよ」と言われたことがあって、私はその言葉にハッとさせられました。

誰かに弱音を吐くことや自己主張するといったことに、普段から慣れていなかったために、「相談する」「頼る」という発想に至らなかっただけなのですが、結果的には、懐に入り込めなくて壁を感じさせる行為だったのでしょう。相手も深く入り込めず自分も踏み込まないという、中途半端な関係を自ら築いてしまっていました。

友人を介して知り合った方からも、「飲み会に誘っても参加してくれない。せっかく仲良くなれたと思ったのにシャッターを下ろされた」と皮肉を言われたことがあります。決して嫌いなタイプの方だったというわけではないのですが、みんなでワイワイ楽しむ席というのが苦手で、そのことを想像するとつい断ってしまったのです。

また、言いたいことを溜め込んでしまう性分なせいで、相手に対して不満があったとしても、ちゃんと伝えられないことがあります。そのような感情が蓄積していくうちに付き合いさえも面倒に思えてしまって、「来る者拒み、去る者追わず」といった感じで、そのまま関係を疎遠にしてしまうことがありました。その都度言いたいことをちゃんと伝え、風通しの良い関係が築けていたなら、今でも交友関係を続けることができた人たちもいたはずです。この性格が災いして不義理にしてしまった人は少なくありません。

「自分を理解してくれる人がいない」という考えは、結局私自身が自分をさらけ出していなかったので、相手も私のことを理解しようがなかっただけのこと。「心を許せる人がいない」という考えは、結局私自身が相手に対して心のバリアを張って入り込む余地を与えていなかっただけのことなのです。

年を重ねれば重ねるほど、人に頼ったり甘えたりする行為には勇気がいりますが、肩肘張って一人で生きていけるほど、長い人生の道のりは平坦なものではありません。心のバリアを厚くして自分の内側を見せないでいると、人間不信の渦に吸い込まれてしまいます。

誰かと信頼関係を築くことはなかなか難しいことだと思いますが、今の人生を少しでも生きやすいものにするために、せめて心の支えになってくれるような友人や家族やパートナーとの関係をより良好なものにしておくことが、とても大切なことだということを遅ればせながら感じることができるようになってきました。

こちらの声に耳を傾けてくれる人に出会ったときは、心が通じ合うのを実感できてすごく嬉しいし、自然体でいられて気持ちが楽でいられるはずです。

発症原因はなんだろう

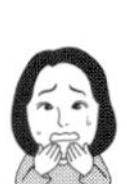

幼少期の頃から適応障害の片鱗がすでに見えていたようですが、今思うと症状が本格的に現れたのは、短大を卒業して初めて勤めた県庁時代です。結婚を機に神奈川に生活の拠点を移してもさらにひどくなっていくのですが、一番ひどいときを１００％とすれば、60％くらいまではこの頃に進行したように思います。

同じ課に口うるさい上司が着任して、最初にいびりのターゲットになったのは、彼と同年代で役職が一つ下の男性係長でした。ミスをすると嫌味を言われ、「ばかたれ」と怒鳴られても、気の優しい係長は苦笑いをしながら耐えていました。ところが一年が経過した頃、耳の不調を訴えるようになり、突発性難聴を発症させて休職を余儀なくされました。過度のストレスによる自律神経の乱れで病気を発症させてしまったようです。

当時課の中で一番若かった私に対しても、威圧感を与えるような言動があって、それに振り回されていくうちに私の体も変調をきたすようになってしまいました。

夜、床について眠る態勢に入っても、脳が興奮していて、覚醒した状態が続くようになりました。そうこうしながらようやく眠りについたとしても、今度は中途覚醒が起こってしまうといった感じなので、十分な睡眠が得られないまま朝を迎えるようになっていきました。

目覚まし時計が鳴っても、体がこわばってベッドからなかなか起き出せないことが増えていったので、体に冷たい刺激が加わると脳と心臓に血液が集まるという潜水反射の効果を利用して、寝起きざまに冷水シャワーを浴びるという行為を年中続けていました。一時的に脳の働きは冴えるのですが、どうしても、「あの上司のせいで、また眠れなかった」という苦々しい思いと虚しさが込み上げてしまいます。

眠りにつきやすいように、ストレッチ運動をしてみたり、アロマオイルのリラックス効果をねらって精神を落ち着かせる努力もしてみましたが、やはり根本的な問題を解決しないことには安眠することができないでいました。

初めのうちは、その上司を前にすると神経が過敏になって首筋から血の気が引く感覚に陥っていたのですが、そのうち他の社員と接するときでも身構えてしまうようになりました。

また職務に対しても、「ミスや不備はなかったか」という不安に駆られて動悸が激しくなったり、気にしないでもいい程度のことまで気になってしまって、しつこく何度も確認したり訂正したりするといった変な行動が目立つようになっていました。しかし、それが病気だとは思っていなくて、「困ったな」「どうすれば気にならなくなるのかな」と思い悩んでいました。今にして思えば、間違い恐怖という強迫観念にとらわれていたようです。

「頑張らなければ」「ちゃんとしなければ」と思うほど、精神的なキャパシティがどんどん小さくなり、人間関係が重荷になると憂鬱な気持ちになります。次第に職場に対して嫌悪感を抱くようになっていきました。

パワーハラスメントという概念がなかった時代でしたので、上司・先輩の言うことは絶対であると思い込んでいて、悩みを一人で抱え込んでいたことで症状を悪化させてしまったようです。

その頃は、「自分と同じような人がどうやって生きているのか」ということがとても気になって、慢性的な希死念慮を抱えるようにもなっていました。

睡眠障害を発症

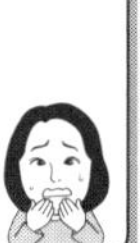

十人十色の症状があるのが適応障害の特徴ですが、ストレスの要因から離れられない、あるいは取り除けない状況が続くと、慢性化してさまざまな症状を併発させてしまうようです。

私の場合は睡眠障害を併発させてしまい、現在でも自然に睡眠をとることができないでいます。

県庁では戦後の労働史を編纂《へんさん》する仕事に携わらせていただいたのですが、業務の一つに会議の議事録をとる作業がありました。

会議室内の顔ぶれは、市議会議員や大学教授といった、その道に関する有識者たちです。私は、その中でうまく立ち回ることに必死で、彼らを前に緊張の連続でした。

そんなある日、外勤務を終えて自分のデスクに戻ると、積み重ねられた資料の上に新聞の切り抜きが置かれていて、「睡眠障害」の字が赤ペンで囲んでありました。その記事を読んで初めて、自分が睡眠障害を患っていることに気づきました。

会議という緊張を強いられている状況にもかかわらず、あろうことか私は強烈な眠気に襲われて居眠りをしていたようです。睡魔との戦いは、もはや私には避けられない悲しい運命となり、眠気を吹き飛ばすためにカフェインのたっぷり入ったエナジードリンクが手放せなくなっていきました。しかしこれには、効果が切れていくときの脱力感との戦いも待っていて、心身ともに衰弱していきました。

このドーピング方法は、長く続けていると耐性がついて効き目が弱くなっていく上に、胃が荒れるという悪循環に陥っていくわけですが、周囲に迷惑をかけてはいけないという変な意地があってなかなか止められないでいました。

会議以外のシーンでも自分では制御できないくらいの強烈な眠気に何度も襲われていたので、そのときにはトイレに行き、便座のフタを下ろして数分間だけ居眠りすることもありました。

突然電池が切れてしまう部下を心配した上司が、見かねて新聞記事を置いて行ったという経緯なのですが、周囲には気づかれないようにしていた行動が、上司には筒抜けだったことは物凄く恥ずかしい経験でした。

私は睡眠障害を長年放ってしまった結果、現在でも自然に睡眠をとることができなくなってしまいました。床についても眠る態勢を整えても、脳が覚醒してどうでもいい事柄がグルグルと頭の中を巡り、２、３時間はあっという間に過ぎてしまいます。「早く寝なきゃ」と焦りだすと余計に目が冴えていき、そうこうしているうちにようやく眠ることができたとしても、今度は中途覚醒が起きて目覚まし時計が鳴る１、２時間前には起きてしまいます。このような睡眠サイクルが週３、４日でありました。体力的にもつらく、思考もうまく働かず精神的に追い込まれ、鬱々としてしまうという悪循環に陥っていました。

そういうこともあって、私は６年ほど前から入眠剤で睡眠のリズムを整えています。心身が健康であるためには睡眠はとても重要です。日中しっかり活動するためには薬物療法を理解しながら、うまく付き合うことも大切だと痛感しています。

アルコールに依存するようになる

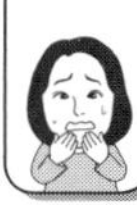

適応障害の方の多くには、アルコールや薬物の依存症が多く認められているようです。私も働き始めてからお酒を覚えると、仕事や対人関係でうまくいかないストレスを飲むことで発散するようになり、だんだんと習慣化させてしまいました。

気持ちよく酔える適量を超えて、つい深酒をして翌朝には二日酔いでつらい目にあうこともあるので、「今日は飲まないでおこう」と決めていても、ついコンビニへ足が向いてしまうのです。

21歳になり実家から離れて一人暮らしを始めてからは、孤独感も相まってますますお酒の量が増えていきました。コンビニが近所にあって手に入りやすかったことや、生活の足しに始めたキャバクラでの仕事が飲酒をさらに助長させてしまったようです。

お酒の力を借り、饒舌で面白く変身できることに気づいてからは、お酒は力強いパートナーのように思え、人と会う前には一杯ひっかけてから外出するということが常態化していきました。しかし、人と話をするときに「面白い話をしなきゃ」という強迫観念にとらわれ、つい飲み過ぎてしまい、大失態をさらしてしまうことも数多くありました。

友人と飲みに行った後、自宅までどう帰ってこられたのか記憶にないまま、翌日重い頭で起きてみると、前夜食べたエビが吐瀉物として髪の毛に絡まっていたり、シャワーの水を出しっぱなしにしたまま全裸で泥酔してしまい、翌月の水道料金がびっくりするほど跳ね上がっていたこともありました。

さすがに酔っ払って知人のメガネを叩き壊してしまったときには、「もう二度と飲まない」と猛省しましたが、喉元過ぎれば熱さ忘れて、また飲んでしまうのです。

精神面でも健康面でも深酒はよくないのですが、私はほぼ毎日のように飲んでしまっていました。お酒を飲むと一時的に心は軽くなるのですが、他人にまで迷惑が及ぶくらい飲んでしまうと、後々ひどく後悔して余計に自分の首を絞めてしまいます。

結婚してからも、周りの環境が変わったことからくるストレスになかなか耐久できず、すっかり飲むことが習慣化してしまい、育児が大変だから飲む、ママ友付き合いに負担を感じるから飲む、得体の知れない不安から逃れたくて飲む、生きていることがつらいから飲む、といった具合に、何かにつけてお酒に手が伸びてしまう日々を送っていました。

そんな最中、通院している心療内科に忙しくて通えない時期がありました。ちょうどその期間につらいことが重なったことや処方してもらっていた抗精神病薬が切れたことで、一時は落ち着きを取り戻していた精神状態が不安定になってしまったことがあります。

自宅で一人で過ごしていると、マイナス妄想の連鎖が起こって次第に呼吸が浅くなり、「大丈夫かな、誰か呼んだ方がいいかな、怖い、どうしよう」といったふうにパニックに陥ってしまったのです。一旦ベランダに出て深呼吸して落ち着きを取り戻したものの、「いい大人が自分の感情もコントロールできないなんて」と情けない気持ちになってしまい、涙が止まりませんでした。

このように情緒不安定な状態が、次に心療内科へ行く日まで波のように押し寄せて苦しかったので、気持ちをほぐすために昼間からお酒を煽るようになっていきました。そうなってしまうと、「毎日お酒を飲みながら、家事・育児して、私って本当にクズだな」と自己嫌悪に陥って悪循環でした。

処方していただいた抗精神病薬が切れてしまったため、勝手な自己判断で手元に残っていた睡眠導入剤を服用していたことや、お酒を安定剤代わりに多用したことで、このときアルコールに対する依存性が一気に加速したように思います。

後で知ったことなのですが、抗精神病薬を徐々に減薬していく方法をとらないでいきなり断薬してしまうと、病気が悪化する可能性が高くなるので、気をつけたほうがいいとのことでした。

再び心療内科を訪れた際、医師に「アルコール依存症の患者に処方している、断酒を補助する薬剤を試してはどうか」と勧められて、徐々にお酒との区切りをつけることができるようになりました。

以前の私は、「今日は飲まない」ということにこだわると、逆にお酒のことがずっと頭から離れなくなり、かえって飲むことに執着してしまい、そのことも大きなストレスになっていました。飲まないでいると、心に重くのしかかった負担からいつまでも解放されない気がしていたのです。

現在では、抱えている問題の解決を先送りしないように心がけ、うまく抗精神病薬や断酒補助薬と付き合うことで、自分の心に折り合いをつけながら、飲まないでも大丈夫な日を増やせるようになっていきました。

それでも、どうしても飲みたいという日があります。そんなときは、「一週間断酒できたのだから、今日は特別に解禁しよう」と、飲んでもいい日をもうけて、飲めないことがストレスにならないようにしています。

スーパーへ買い物に行くと、4歳になる息子が周りの目もはばからず、「おかあさんのおさけあったよー」と、満面の笑みを浮かべて、私の好きな銘柄の日本酒を指差すことがあります。「やっぱり私ってダメな母親かな」と思ってしまうのですが、これも自己嫌悪に陥ることが心理的に良くないので、「今日は、飲んでもいい日」と自分に言い聞かせながら、夫の理解もあってワンカップだけと決めて飲んでいます。

家族の存在が暴飲のストッパーになってくれていることや、何度かのお酒にまつわる痛い経験を通して、今では無理な飲み方をしなくなりました。

余談になりますが、アルコール依存症患者の断酒維持のための薬物治療法として、ノックビン（ジスルフィラム）とシアナミドという抗酒薬があります。

この抗酒薬を飲むことによって、「お酒を飲むと気持ち悪くなる」という状態が作り出されるので、心理的に飲酒を断念しやすくなるという効果があるようです。

しかし、アルコールの分解機能を意図的に低下させる仕組みなので、抗酒薬を服用後にアルコールを摂取してしまうと、呼吸困難、嘔吐、動悸、血圧低下を引き起こしやすく、肝臓にも負担がかかるといったデメリットがあるようです。

もう一つ、日本国内では2013年から発売されるようになった、飲酒欲求を抑制する断酒補助薬のレグテクトがあります。海外では1987年に誕生して欧米やヨーロッパを中心に使用されているようです。こちらの断酒補助薬は、「お酒を飲みたい」という脳内の欲求を直接的に抑える働きがあるそうです。副作用として、一時的に下痢・軟便が起こることもあるようですが、前者の抗酒薬に比べてもリスクの心配は少ないようで、私は医師の勧めもあって後者のレグテクトを服用しています。

仕事が続かない

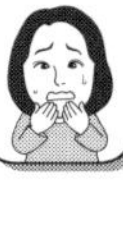

学生時代から現在に至るまでの職歴を時系列に挙げていくと、喫茶店のウェイトレス、フランス料理店のウェイトレス、寿司屋、ディスコのお立ち台、家庭教師、県庁、キャバクラ、動物病院、旅行会社2社、コールセンター2社、スナック、カウンターアテンダント、不動産2社、ラブホテルの清掃員となります。転々と職を変えてきて、働いた期間は最長2年、短いところだと、わずか2週間足らずという職場もあります。

「石の上にも三年」という諺があるように、日本では何かと3年辛抱することが美徳とされています。そのため、一度就職するとそこで頑張らないといけないと考えてしまいがちで、転職することが敗北者のようなマイナスのイメージを与えてしまうようです。

世間体を気にする両親も同様に、「子供には安定した会社の正社員になってもらって、その職場で定年まで勤め上げてほしい」ということに固執しているところがありました。そのため、次々と仕事を変えていく娘のことを、「まったく何を考えているのか分からない」とがっかりさせていたようです。

私自身も親の希望に少しでも沿いたくて、「正社員じゃないといけない」ということにこだわっていたところがあり、「自分が何をやりたいか」よりも「正社員として働けるか」ということを優先して仕事を選んでいる節がありました。

与えられた仕事を淡々とこなして、業務を遂行することだけにエネルギーを注ぐことができたらいいのですが、私の場合どうしても対人関係でストレスを感じることが多いために、仕事のときでさえも「うまく周りの人に馴染めていないのではないか」「自分がどう思われているのか」ということに気をとられてしまいがちです。

出勤時間の中では、とりわけ休憩時間とお昼休みに苦痛を感じていました。気楽に一人で食事をしたいと思っていても、近隣で外食できるところがなかったりすると、弁当持参で職場の人と一緒に食事をとることになります。本来は口数が多いほうではないのですが、これは仕事に限らずプライベートでも同様で沈黙が気になってしまうと、「何か話さなきゃ」と勝手に焦ってどうでもよいことをベラベラとしゃべってしまい、あとで自己嫌悪に陥ってしまうところがあります。

それらの自己嫌悪によって、ますます苦手意識を感じるようになってしまい、飲み会の席でも楽しめないことが分かっているので、「早く終わってくれないかな」と重い気持ちになることも多々ありました。人間関係は大切にしたいのですが、コミュニケーションをとることがなんとなく苦痛になって、神経をすり減らしていました。

そうして最終的には仕事を続けていく自信まで失って、退職するというパターンなのです。実際のところ、上司や同僚にも恵まれて、傍から見ると働きやすい環境の職場もあったはずです。それなのに、良い点に目を向けることができなくて、勝手にいたたまれない気持ちになって仕事を転々としてきました。

過去を振り返って思うことは、どのつまりどこへ行ってもストレスになる要因は大なり小なりあるということで、そのことを心に留めておくことが必要だったのかなという思いに至ります。

私は、転職することで人間関係のストレスを清算していました。しかし転職したといっても、その場しのぎで一時的に負担が軽減したにすぎません。現在の仕事や人間関係がつらくて逃げたとしても、また似たような問題で悩み苦しむことになり、結果的には「私って堪《こら》え性のない人間だな」とひどく落ち込んで自分を責めることになるのです。

負のスパイラルに陥って自分を追い込まないためにも、今一度立ち止まって、「辞めるべきか」それとも「乗り越えるべきか」どちらの選択が良い結果を及ぼすのか、長い目で考えて見極めることも大切だったのかもしれません。

転職するたびに燃え尽きる

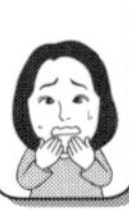

前述したように、次から次へと仕事が変わっていくわけですが、これまでの転職先で毎回共通していることの一つに、「自分に自信がない分、つい会社に貢献しすぎるため、気づいたら仕事のプレッシャーに飲み込まれている」ということです。

20代後半の頃、テレマーケティングのオペレーターとして勤務していたことがあります。主な業務内容は、全国のクライアントに電話して、インターネット回線やブロードバンドを追加提案し、通信コストの削減や効率化を促すといったものでした。東京・大阪・沖縄の３ヶ所にコールセンターがあって、約３００名の従業員を抱えている会社でした。

その３ヶ所のエリアアポインター部門の営業獲得実績において、3位の成績を収めたことがあります。大勢の同僚たちの前で花束を受け取り、表彰されたときには、自分が評価された喜びと優越感に浸りました。

歩合制でしたので、多いときだと月に約55万円のお給料をいただくこともありました。全国47都道府県ある中で平均年収がワースト1位の沖縄において、その月給はとても魅力的でしたし、成績が上がれば上がるほど顕著に給料へ反映されるので、達成感と喜びは計り知れないものでした。

ところが、組織が体育会系で実力主義という点においては、適応障害を悪化させる要因となっていたようです。

まず朝礼のときに、大きな声で一人ひとり社訓を唱和して、今日の目標を発表するというのがありました。大勢の社員の前で、「オスッ！　大井駒子です、今日の目標は○○ポイント獲得することです！」とやるわけですが、少しでも声が小さいと、「それじゃ、伝わりませんよ！　腹の底から声を出してください！」とツッコミが入ります。そのような感じで、朝から己に負荷をかけていくのです。

成績の思わしくない従業員がいると、すかさず上司が背後に回って「手が止まっていますよ、どんどん電話をかけてください」「せめて固定給の分だけでも働いてください」とプレッシャーをかけてくるので、毎秒毎分が戦いのような感じでした。

電話をかけては断られ、またかけては断られ、という繰り返しの中、ただでさえそのことが負担になっているという状況下で、私自身も成績が振るわない日があると「もう午後になってしまったのに、まだポイントが獲得できていない、どうしよう……」「ヤバイ、ヤバイ……」と血の気が引いていくほどの焦りが生じて常に神経が過敏になっていました。

幾度か好成績を収めたことにより、上司からの期待が過度のプレッシャーとなり、会社に迷惑をかけることに対して異常な恐怖心が生まれ始めました。

休日はプライベートを犠牲にして、自宅のパソコンで企業や個人事業の下調べをしたり、少しでも多くのポイント獲得に繋げられるように、トークシナリオの流れやアプローチの仕方を考えて独自のマニュアルを作ったり、話す相手によって声のトーンを変える練習をするなど余念がありませんでした。

そんな中、過度のストレスから顔中に吹き出物ができてしまったり、胃に激痛が走って仕事中に倒れてしまうこともあって、健康を損ねてしまいました。

「もっと打たれ強い性格だったら、長く働いて稼ぐことができたのに」という悔しい思いもありましたが、そうはいっても性格的に向いていない仕事を無理して続けて、症状を悪化させてしまうことの方が怖かったので、結局そこでの仕事も長く続かず、半年ほどで辞めてしまいました。

また動物病院で働いていたときには、「患犬を診察台から落としてしまったらどうしよう」とか、「さっき飼い主に渡した薬は間違っていなかったかな」などと不安になってしまうことがあって、帰宅した後も、「病院で預かっている患犬のゲージの鍵を閉め忘れてはいないだろうか」と心配になって夜も眠れなくなるということがありました。翌朝早めに出勤して鍵がかかっていることを確認して「良かった、大丈夫だった」というようなことが何度もあって、命を預かるという仕事の重責に勝手に疲れてしまい、そこも長く続けていくことができず数ヶ月で辞めてしまいました。

キャバクラで働いていたときには、カラオケとトークが苦手な分、お酒を飲むことで挽回しようと頑張っていたのですが、それでも他のキャバ嬢から「駒子ちゃんって、あまりしゃべらないし、カラオケも拒否して歌わない」とクレームがついて、店長から「この仕事向いてないいんじゃないの」と選力外通告を受けてしまったこともあります。

今更ながら、感情労働が求められる職場で、お客さんとコミュニケーションを図るのが苦手なんて、それはリストラ勧告を受けてもおかしくないと頷けます。

ラブホテルで清掃員として働いていたときには、真面目に業務をこなしていたことを買っていただいて、職員の方から「アルバイトから正社員に移行して事務員として働きませんか」という提案がありました。しかし、適応障害を患っている身としては、責任やプレッシャーという重圧に押しつぶされて、また仕事が続かなくなってしまうよりも、「清掃員として他人の汚物を片付けている方がよっぽど精神的にいい」と判断して、事務職への道を断らせていただいた経緯があります。

しかし一方では、やりがいを見出すことのできた仕事もいくつかありました。中国を専門にした旅行会社もその一つです。外国人の社員数名の中にイスラム教徒の従業員が一人いらっしゃって、礼拝の時間になるとメッカの方向を向いて「アッラー」と祈っている姿がとても印象的でした。

米軍基地の中に所在した旅行会社とパックツアーの提携を結んでいたこともあって、英語圏の接客業務を任せていただいたり、仕事で中国に行く機会もありました。他社では見られない光景や経験を積ませてもらって、個人的には長く勤めたいなという気持ちがあったのですが、経営不振で給料が次第に滞りがちになってしまい、辞めざるを得ない状況にあったことは、とても残念に思います。

また米軍基地でカウンターアテンダントとして働いていたときにも、日本のような上下関係がなく、お互いを下の名前で呼び合う和気藹々《あいあい》とした雰囲気にカルチャーショックを受けました。

早い段階から職場の人たちと打ち解けることができたことに、今までに感じたことのない居心地の良さを感じることができて、人付き合いに対する苦手意識も和らいだように思います。

休日には同僚と食事をしたり、クラブへ行ったりと楽しい時間を共有することができました。初めて心から「働くことがこんなにも楽しいなんて」と思えた職場でしたが、この会社は本社がアメリカにあったため、外国為替レートによって給料の支給額が変動することや、社会保障がなかったことなどが原因となり、一年ほどで辞めることになりました。

いくつかの職種を経験してみて、「適応障害の人に向いている仕事はなんだろう」と考えてみますと、個人的な見解になりますが、この症状を患っている人の特色として真面目で責任感の強い傾向があるようなので、地道にコツコツと働ける職人や周りのサポートをするような裏方の仕事、何かのスペシャリストとして技能を習得して働く方が向いているように思います。一方、対人関係でストレスを感じることも多いため、対人折衝の多い営業職やノルマの厳しい仕事、責任の重い仕事はあまり向いていないと言えるでしょう。

何度かの転職を通して思うことは、もし現在の仕事が精神的につらいと感じているときは、思い切って他の仕事という選択肢も検討してみた方がいいということです。精神を病んでしまっては本末転倒です。世の中には色んな職種があるので、正社員にこだわらなければ、きっと自分に合った仕事が見つかるでしょうし、心の負担も軽くできると思います。

海外へ逃避行

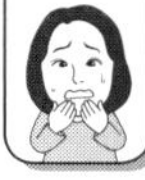

24歳の頃、色々と行き詰まりを感じていた私は、「いっそのこと、誰も私のことを知らないところへ行きたい」という思いを強く抱いていました。「それではどこへ行こうか」と悩んだ末に、国内ではなく初めての海外一人旅を決意しました。その経緯には、ヨーロッパ旅行から帰国した知人に、車窓の旅や現地の人たちとの触れ合いがいかに素晴らしかったかを聞かされ、それを語り聞かせる知人が自信に満ち溢れた表情をしていたからです。

旅の土産話を聞かされた私は、「旅の醍醐味を味わいたいのなら、絶対個人旅行に限る」という言葉に、なぜか心を突き動かされてしまいました。

そのとき「何かが変わるかもしれない」という閃きのような感覚が胸の中に湧き起こり、私も一人で海外へ行ってみたいという思いに至ったのです。

しかし一人で海外へ行った経験がなかったので、「大丈夫かな?」という不安もありました。しかし日を追うごとに、はやる気持ちを抑えきれなくなっていました。

せっかく1ヶ月も滞在する予定なのだから、何ヶ国か行けるところまで行ってみたいなという思いがわいていたので、治安が良くて、スムーズに近隣諸国へも移動できる国、そして訪れてみたい見所などを絞っていくうちに、オランダ、ベルギー、ルクセンブルクへ行くことに決めました。

日本を出国するまでは、あれやこれやと妄想しながら期待に胸を膨らませていたというのに、出発当日、いざ飛行機が離陸してしまうと、「いきなり一人旅はハードルが高かったかもしれない、やっぱり怖い、どうしよう……」という大きな後悔に襲われていました。そんなガチガチに緊張している私のところへ、「大丈夫ですか？」と客室乗務員が優しく声をかけてくれました。よほど真っ青な顔をして具合が悪く見えていたのでしょうか、しかし今更引き返すこともできないので、そのときはアルコールを注文して気持ちを落ち着かせることにしました。

そんなこんなで、初日は失禁してしまいそうなほど一人で外を出歩くことが怖かったので、滞在しているホテルの周辺をちょっと歩いただけで早々に切り上げてしまいました。さいわいテレビ付きの部屋だったのでミュージックテレビジョン（音楽チャンネル）を見ながら一日を過ごしました。

翌日は意を決して外を歩いてみることにしました。改めて見る首都アムステルダムの町並みは、まるで美術館のように壮麗で、東京駅のモデルにもなったと言われる中央駅を拠点に歩いて行くと、目抜き通りには威風堂々とした王宮や、セックスミュージアム、教会などが目を引き、さらに足を延ばすと、運河に立ち並ぶ建築群が軒を連ね、アンネフランクの隠れ家やゴッホ美術館へも通じており、観光地が歩いて行ける距離に点在しているので、とても便利だなという印象を受けました。

アムステルダムはゲイ・シティとしてもう一つの顔を持つだけあって、筋肉マッチョなお兄さんのカップルが仲良く手をつないで歩いていて、様々な生き方を受容していることにも驚かされました。このときの視界に入ってくる全てのものが、どれもこれも新鮮で、私は身体中の細胞がふつふつと喜んでいる感覚を生まれて初めて体感しました。

道中、現地で知り合ったバックパッカーに「せっかくドイツが近いのだから行ってみては」と提案されて、急遽ドイツへも足を運ぶことになりました。数日間をドイツで過ごしてから、日本へ帰国するために再びオランダへ戻ってくると、ホテルの予約が取れていないというハプニングに見舞われてしまいました。さらに運の悪いことに、週末の観光地ということもあって、ホテル探しは苦戦を強いられてしまいました。

途方に暮れながらベンチに座っているときに、ふと「このままナイトクラブで夜を明かすのも悪くないかな」というアイディアが浮かんできました。オランダに初めて降り立った日は、一人で外を歩くことさえ怖かったというのに、1ヶ月が経過して、そのように柔軟な発想が浮かんできたことに自分自身が驚かされました。

個人旅行なので当然ではありますが、その1ヶ月間、自分でホテルの予約をして、自分で列車のチケットを購入して、困ったことがあったら自分で解決しなければなりませんでした。その一つひとつの行動が大きな自信へと繋がったのでしょう。大げさかもしれませんが、自分の人生を自分の力で切り開いているという感触があって、道中はとても爽快な気分だったのです。

まるで小さな子供が初めて一人でお使いに行って、その経験が大きな自信に繋がるのと似ているかもしれません。初めの一歩を踏み出した勇気が、後の私の人生を切り開いてくれました。

また当時得た感覚は、なにか困難に直面したとき「あのとき大丈夫だったから、また頑張ってみよう」という変化を私にもたらしてくれました。

私はこの旅行をきっかけに「また一人旅がしたいな」と強く思うようになりました。

世界一周の旅に出る

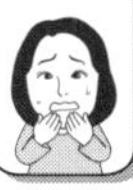

ヨーロッパの旅行以来、すっかり旅に魅了されてしまい、私の生活は仕事でお金が貯まると、給料の大半を旅行につぎ込むといったサイクルへと変わっていきました。

両親からは、「定職にもつかないでフラフラして、旅行なんてもうやめなさい」と苦言を呈されてばかりでしたが、私にとってはその心配を振り切ってでも、海外へ行くことに意義があったのです。

それには、「もっと外の世界が見てみたい」という理由とは別に、こんな思いもありました。「仮に両親の期待に応えて、安定した仕事に就いて、地元で結婚して、子供を産んだとして……それは果たして私が望んでいる幸せの形なのだろうか？」

その頃は兎にも角にも、定期的に自分を解放しないと閉塞感や虚無感に押し潰されてしまいそうで、旅に出ることこそが私の大切なカンフル剤となっていました。

２００１年、私は強い思いに突き動かされて、27歳の誕生日を目前に約１年にわたる単独世界一周の旅へ出ました。

旅とは未知との出会いの連続のようなもので、初日からとても刺激的でした。地図を片手に道に迷っていると見知らぬ人が手を差し伸べてくれ、一人で食事をしていると誰かが気さくに声をかけてくれる。行く先々で現地の人たちの素朴で人情味ある対応に心が温かくなることが多々ありました。その反面、強盗にあったときには腹の底から大きな叫び声が出て、そんな自分の新しい発見があったり、怖い人に付きまとわれて心臓が縮み上がる思いをしたり、人種差別にあって悔しい思いをすることもありました。

日本にいたときは無気力だった私が、海外へ行くと喜怒哀楽の感情が豊かになって、「外へ出かける」というただそれだけのことなのに、「今日はどんなことが待ち構えているんだろう」と朝起きると胸が躍って、道中は毎日がとても新鮮なものでした。

旅は出会いに始まり、出会いに終わる。そんなことを再確認する旅でもありました。現地で知り合った方々の自宅に思いがけず泊めてもらうことになり、そこで旅行者を温かく迎えてくれるホスピタリティを感じる経験が何度かありました。そのときの体験を通し、人と接するときの強い緊張がだいぶ緩和されたおかげで、以前よりは柔軟に人と接することができるようになったことは、私にとって大きな収穫となりました。

また帰国してからも連絡を取り合う友人ができたことなど、当時の体験は今でもかけがえのない財産として私の中に色濃く残っています。

世界中には、自分の物差しでは測れない、いろいろな価値観や生き方、面白いことがたくさん落ちていて、生きていることへ感謝できる瞬間がたくさんありました。

私は現在でも適応障害に悩まされながら生活を送っていますが、外の世界を知らなかった頃に比べると、一進一退しながらではありますが、今の方がはるかに生きやすくなれたという実感があります。時にはもがき苦しみながらも、自分の人生をしっかりと生きているという手応えがあります。

当時、「世界一周の旅に出る」と周囲の人たちに話したときは「頑張ってね」と餞別まで渡して応援してくれる人もいれば、残念ながら変人扱いする人もいました。

夢を叶えて思うことは、自分の中で譲れないものがあるなら、自分を信じて貫き通した方が良い結果を生むということです。それを、身をもって知ることができました。「世間体なんて、自分がどうしたいかに比べたらどうでもいい」のかもしれません。

海外で沈没する人たち

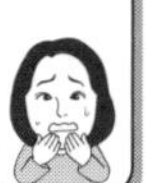

日本を離れて半年以上が過ぎた頃、旅先であるバックパッカーに言われたことを思い出しました。

「社会復帰できるうちに日本に帰った方がいいよ」

彼は以前ＩＴ関連の仕事をしていたそうですが、職場での人間関係が嫌で会社を辞めてアジアを転々とするようになったそうです。最初はちょっとした息抜きのつもりだったようですが、帰国するきっかけがないまま2年近くが過ぎようとしているとのことでした。

旅先では彼のように何年も自分の国に帰っていない「沈没」している人に出会ってきました。「沈没」とは、海外で長期個人旅行をしているバックパッカーなどが、移動や観光を目的とせず、一つの場所に留まっていることを揶揄したものです。彼らも社会に不適合を起こして海外へ居場所を求めにやってきたのでしょう。

しかし、仮初めの桃源郷はいつか覚めてしまうものです。

日本を離れて長くなってくると、私も彼らと同様に「日本に帰りたくないな」と思うようになっていました。

物価の安い国に移動して、10円でも20円でも安いパンをかじりながら、ホテルの部屋を個室からドミトリーにランクを下げてまで、「どうにか旅に留まりたい」と残ったお金を切り詰めながら旅を続けていたのですが、それでも帰らなければいけない日が訪れてくるものです。とうとう本当にお金が尽きて、約1年に及んだ世界一周の旅は終焉を迎えました。

帰国して就職活動を開始しながら少しずつ日本の社会に戻っていくなかで、時折、「社会復帰できるうちに日本に帰った方がいいよ」という、あの言葉を思い出すことがありました。「旅先で出会った彼らは、あの後ちゃんと社会復帰できたのかな？」

私も彼らのように社会や生きることに対して鬱積したものを内包しながら生きてきて、もしあのとき、帰国しなくても良い条件が整っていたとしたら、「ひょっとして私も彼らのように沈没していたかもな」と思うことがあります。

初めてのうつ病

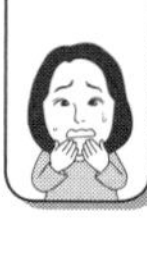

適応障害を長く患っていると、「うつ病」などのさらなる精神疾患の引き金となることがあります。

私はうつ病を患い、生活の基盤が大きく損なわれた時期がありました。そしてこのときを皮切りに、現在に至るまで何度もうつ病に悩まされています。

ちょうど30歳の頃、結婚を前提にお付き合いしていた遠距離恋愛中の彼と別れて、日本へ帰国したあたりから、「気持ちが塞ぎ込む」「誰にも会いたくない」「涙が止まらない」という症状に悩まされるようになりました。

お互いの国を行ったり来たりの二重生活に不満が募り、国際結婚に至るまでの難しさを痛感させられて、二人でたくさん話し合って納得した上での別れとなりました。日本へ戻ってきてからは「たかが別れたくらいで落ち込むなんて」と気持ちを奮い立たせながら、表面上は何事もなかったかのように振る舞っていましたが、やはり想いを引きずったままの別れというものは、とてもつらく耐えがたいものでした。

そして、その帰国したあたりからでしょうか、中学校の同級生から突然電話がかかってくるようになりました。その内容というのは、「駒子の家に盗聴器が仕掛けられているから気をつけて」「俺の知り合いに警察官がいるから、何かあったら電話して」というもので、最初はなぜ自分がこのような目にあっているのか理解できずにいました。ところが電話の頻度が増えて、内容が「会って話がしたい」というものに変化してくると、だんだん恐怖心へと変わっていって、すっかり外出することが怖くなってしまいました。

さらに悪い事は続きます。胸にしこりが見つかったのです。検査の結果が出るまで短期間ではありますが、通院していた時期があって、誰にも言えないまま塞ぎ込んでいました。そこへ追い打ちをかけるように17年飼っていた愛犬が他界してしまい、今までに味わったことのない深い喪失感に襲われることになりました。

失恋の痛手を引きずってつらいときに、ストーカー行為にビクビクしながらの生活に突入、そんな最中、胸にしこりが見つかってさらに不安定になっているときに、同居していた祖父が事故に遭ってしまうという事態が、僅か2ヶ月の間に起きてしまったのです。

「ついてないな」と落ち込みながらも、元の生活に適応しようと踏ん張っている矢先の愛犬の死というのは、我が身を引き裂かれる思いで、このときまさに奈落の底に突き落とされるような心境でした。

愛犬の死を境に私はだんだんと無気力になっていき、朝目覚めると漠然とした不安がべったりと身体に張り付いていて、ベッドから起き上がるのもつらく、食事をとるのがやっとという状態に苦悶していました。

その当時は一人になりたくなると、泣ける曲ばかりを選んでドライブしながら声を上げて泣いていました。今になって考えると、運転しながら女の人が号泣している絵は、なかなか怖いだろうなと思います。しかし泣いたからといって、それでスッキリするわけでもなく、重い気持ちを引きずったまま家に戻って眠れない夜を過ごしていました。

周りの人が楽しそうにしていたり、幸せそうにしているのを見ると、うつ病で悩んでいる自分がひどく惨めで情けなく感じるもので、この頃は、何度も何度も襲ってくる絶望感と深い悲しみに耐えられなくなって「いっそ消えてなくなってしまいたい」と思うこともありました。

症状がひどくて働くことさえできなくなって、1年近く引きこもりの生活を送っていました。朝から晩までずっと寝巻き姿で廃人のような生活を送っていたとき、両親は私の心境を知ってか知らずか、家で何もせずただゴロゴロと過ごしている三十路娘を責め立てることはありませんでした。今にして思うと、実家という安全基地があったからこそ、後にうつ病から回復することができたのだと思います。もしこの時期に無理をして働いていたら症状がもっと悪化していたことは容易に想像できます。

自宅で療養しながら少しずつ回復の兆しがみえてきた頃から、資格を取るための勉強に励んだり、本をたくさん読んで過ごすことで少しずつ情緒が安定していきました。あのとき何も言わず、程よい距離感で接してくれた両親の対応には、本当に感謝しています。

うつとどう向き合うか

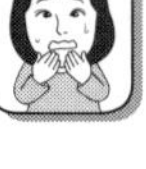

　私はうつ病で暗いトンネルをさまよっていたとき、これがこのまま一生続くのではという恐怖がありました。今まで虚勢を張って生活できていたときは、多少のストレスも気力で撃退できていたのですが、一旦うつ病を発症させてしまうと、冷静な判断ができなくなって、マイナス思考の状態からなかなか抜け出すことができませんでした。

　それから、うつは一度抜けたと思っても、再び引き戻されることがあります。そんなときは本当に絶望的な気持ちになります。「またあの苦しみに戻るんだ」という怖さがあります。それは波のようなもので、せっかく引いたと思ったらまた戻ってくるということがあるのです。

　もう一つこの病気のつらいところは、うつ病を経験したことのない人にどんなに「苦しい」「つらい」と訴えても、理解してもらえないということです。それでもやはり、回復させる方法の一つとしては、弱みを見せることのできる友人や頼れる家族、パートナーに話を聞いてもらうことが最良の薬だと思っています。私はうつ病がひどいときに、信頼できる友人に色々話を聞いてもらうことで、徐々に回復させることができました。話すという行為にはヒーリング効果があると聞きます。

もしあなたがうつ病を患っているとして、身近に相談できる相手がいないようでしたら、心療内科へ行って医師に相談することをお勧めします。医師とともに自分が抱えている問題と向き合うことで、改善が見込めると思います。それから長い期間うつ病を患っていると、睡眠障害や食欲不振などいくつかの症状を併発してしまう可能性が高いので、薬物療法が必要になってくることもあります。

私は、最近では「来る」という感覚と、「抜ける」という感覚が分かるようになってきました。もしもうつの兆候が現れたら、それは今、心と体が疲れているというサインなので、それ以上悪化させないように太陽の光を浴びたり、体を動かしたり、家庭菜園に没頭したり、目標を持って生活するといった感じで、その都度できる対処法をとっています。

うつ病には「精神的に弱い人がかかる病気」「気の持ちよう」「頑張れば治せる」という誤解があって、そのことが社会復帰を妨げる原因になっているようです。うつの症状が長く続いている場合は、「自分に合った対処方法を見出す」「頑張りすぎないこと」が大切だと思います。

米軍基地で働く

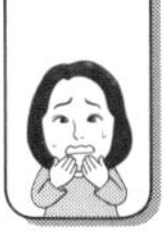

うつ病をのりこえて米軍基地内でカウンターアテンダントとして働いた後、同じく基地内に所在するハウジングオフィス（不動産）に採用されて、そこで働くことになりました。

職場には総勢40人ほどの従業員がいて人種も様々です。割合的には、約四分の一が迷彩柄の軍服を着て出勤している米兵軍人、あとの約四分の一が民間のハーフ、そしてあとの約四分の一が日本人、残りの約四分の一が軍人の奥さんで、アメリカンやハワイアン、メキシカン、フィリピン人などで占めている国際色豊かな雰囲気でした。

そして一風変わった光景やしきたりにも、たびたび驚かされることがありました。

例えば、「colors」と呼ばれる国旗掲揚と降下式が、午前8時と午後5時に行われます。この時間になり、日本の国歌「君が代」とアメリカの国歌「星条旗」が流れ始めると、車を運転していても路肩にいったん停車しなければなりません。基地内の全ての人が静止して、国旗のある方向に正対し敬意を表さなければならないのです。直立不動で敬礼している者もいれば、胸に手を当てている人もいます。「アメリカのしきたりだから、日本人には関係ない」という理由でそれを無視して歩いていると、どこかしらからの報告により、「なぜ君は国歌斉唱のときに静止しなかったの?」と上司から注意を受けることになります。それに近いものとして、映画館では上映が始まる前に国歌が流れます。流れている間は、日本人であろうと観客全員が起立しなければいけません。そのような光景を目の当たりにすると、戦後70年以上が経った今でも日本はアメリカの言いなりで、真の独立を果たせていないように感じます。

またエクササイズと呼ばれる訓練期間に入ると、大音響で演習である旨のサイレンが基地内に鳴り響きます。その期間に入ると、職場にいる同僚の軍人たちは一様に戦闘用の軍服に身を包んで、ガスマスクを装着して働いているので、一日中「シュコーシュコー」と不気味な呼吸音を耳元で感じながら働くことになります。

働き始めた頃は、基地の外ではなかなか見ることのできないカオスな光景に、日々刺激を感じながら働いていたものです。

ところで、日本の企業でも同じことが言えるのですが、会社側が求人募集をするとき、最低限求められる条件というものがあります。しかし私の場合は入社当時から、ここで求められていた必須条件の一つである「英語力」が十分に足りていないと自覚してのスタートだったので、業務の一つひとつが苦労の連続でした。

まず会議中に飛び交う英語を理解するのもやっとで、発言なんてとてもできる状態ではありませんでした。資料を読んだり、メールの返信にも頭を悩まされ、常にミスをしないように気が張った状態です。

このオフィスでは、軍人軍属への家賃支給や住宅検査、物件情報などを統括していて、私の主な業務は、米兵軍人を相手に賃貸契約の対応をすることでした。住宅補助は彼らの地位や家族の有無によって変わってくるので、補助金を支給するための審査が必要になってきます。そこで、パーテーションで仕切られた四畳程のブースで、カウンセリングと称された面談を、私vs軍人の一対一で行うのです。

日本語も地方によっては訛りやアクセントが違うように、アメリカでも州によってアクセントが違い、訛りも強くて聞き取りにくいことがあります。そこへ質問の中に分からない単語が入ってくると、脳の処理が追いつかなくて「この人、何を言ってるのかさっぱり分からない……」という事態に陥ることもありました。そこへ金銭が絡んでくるというプレッシャーも加わって、いつも心臓はバクバクです。

働き始めて数ヶ月が経った頃、変な癖が出るようになりました。それは、同僚との日常会話一つをとっても文法が正しいかどうかが気になってしまって、頭の中で英語を組み立てて考えているうちに会話のキャッチボールについていけなくて、押し黙ってしまうようになったのです。

就労後や週末、時間のあるときは英語の勉強に励みました。しかし私は圧倒的な語学力のなさに打ちのめされて、「仕事に行きたくない」と思うようになりました。

そのような精神状態で勤務を続けているうちに、微熱と咳が止まらなくなっていったのですが、咳が止まらないことにはカウンセリングに支障をきたしてしまうので、顧客には事前に「咳が止まらないので、失礼ですが飴玉をいただきます」と最初に断りを入れて、飴玉を舐めながらカウンセリングをこなすことになりました。

しかし、微熱と咳は治るどころか徐々に酷くなっていき、「もしかしたら悪い病気にかかっているのでは」と不安になって病院で診てもらったのですが、診断の結果はただの風邪ということで、当時は理由のはっきりしない微熱と咳に不安を抱きながら、「せめて職場には迷惑をかけないように頑張ろう」と気持ちを奮い立たせながら通勤していました。

病院ではどうにもならないことが分かったので、定期的に薬局に足を運んで風邪薬と栄養剤を購入しているうちに、そこの薬剤師の方と話すようになりました。するとそこで、「あなた、その症状は風邪じゃなくて、うつよ。今の環境を変えるか、仕事を辞めない限り治らないよ」と助言されてしまいました。初めてかかったうつの症状とは違っていたのと、「まさかまた自分がうつ病を患ってしまうなんて」というやるせない気持ちでいっぱいでした。

後にその職場を退職すると、翌日には微熱と咳がピタッと止まったので、明らかに不適合を起こしていたのでしょう。

ちなみにうつ病の特徴として、不眠や全般的な活力低下が挙げられますが、近年よく見られる症状として、職場では意欲や集中力が低下するものの、職場を出れば元気になる「5時までうつ」という言葉があるそうです。

第３章

新生活と初めての子育て

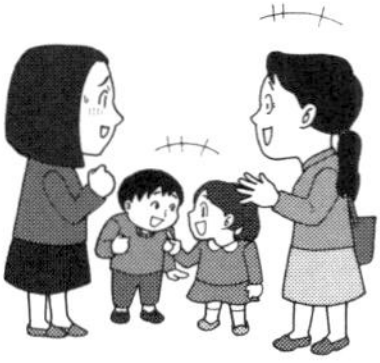

新天地に馴染めない

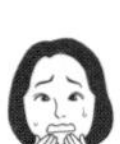

私は米軍基地での特殊な環境に馴染めないまま通勤しているうちに、うつ病を再発させてしまいました。そんな最中、兼ねてよりプロポーズを受けていた現夫と結婚することを決めました。「結婚はつらい現実からの逃げ道になる」と切羽詰まった中での決断となり、私は心機一転して沖縄から神奈川へ移り住むことにしました。

結婚を機に、家族や友人、慣れ親しんだ地元から離れて、右も左も分からない夫の住む地へ移住。初めの頃は環境の変化が新鮮で、楽しい結婚生活が始まるのではという期待に胸を膨らませていました。

「人見知りで、この歳から友達と呼べる人ができるのかな」という不安もありましたが、当初は積極的にＳＮＳで友達になってくれそうな人を探したり、夫の友人家族との交流にも参加して、新天地で生活していくことを前向きに捉えていました。

ところが、適応障害にはいくつもの落とし穴があります。

ＳＮＳを通じて知り合った方とメールでやりとりしていくうちに、「この人だったら気が合いそうだな」と思って何度か会ってみたのですが、標準語や語尾を伸ばした話し方にどうしても違和感を覚えてしまって、そのうち一緒に共有する時間さえもだんだんと苦痛に感じられてしまい、結果的にはフェイドアウトして自分の殻に閉じこもるようになっていきました。古くからの友人や夫の使う標準語は違和感なく聞いていられるのですが、それ以外の人が話す標準語に対しては、いつまでたっても親しみが持てなくて、拒絶反応が出てしまうのです。

いったん友達作りに失敗してしまうと、普段の生活においては夫以外の人と話す機会は皆無で、スーパーへ買い物に行ったときの店員との業務的なやりとりだけが、その日接した唯一の人という状態が長く続いて、次第に孤独感が増していくようになりました。

そのような感じで自ら孤立する道を選んでいて、いざ誰かと話す機会が訪れたときには対人への免疫力が弱くなっているので、言葉が詰まってスムーズに会話ができなくなるという事態に陥っていきました。人と接することへの苦手意識がますます強くなり、「どうしたら、誰とでも気軽に話せるようになれるんだろう」と思い悩むようになりました。

新婚生活が一段落して、その土地に根ざすという重みを少しずつ感じる頃には、やはり旅行気分というわけにもいかず、新しい環境にどうしても適応できないつらさから何度も「沖縄に帰りたい」と思うことがありました。

もう一つ、こちらの生活でなかなか順応できずにいたことに「一人で電車に乗る」というものがあります。これは当時の私にとって大きなミッションでした。沖縄にはモノレール以外の鉄軌道がないことや車社会という理由から、もともと電車に乗り慣れていないということもあって、自分でチケットを購入して電車に乗るという一連の行為は一苦労だったのです。

例えば誰かと遠方で待ち合わせをしていて電車に乗らなければならないとき、それが主要都市駅のように広大な駅だったりすると、ただでさえ人ごみに圧倒されて目が回ってしまいそうなのに、路線地図を見ながら「目的地へ行くには何番線から出ている何時何分発の電車に乗って、さらにどこそこで乗り換えて……」と理解しなければなりません。自力では二進も三進もいかなくて誰かに尋ねようとしても、忙しく歩いている人を呼び止めるわけにもいかず、駅員を探して行ったり来たりしながら「待ち合わせの時間に間に合わない、どうしよう……」と焦ってしまうということが何度もありました。

そんな私が神奈川へ移り住んで今年でちょうど10年目の節目を迎えました。為せばどうにか成るもので、来た当初に比べると自分で車を運転して色々なところへも行けるようになって行動範囲が広がったことや、常夏の沖縄では味わうことのできなかった四季折々の風情に触れるという情緒的な楽しみ方を見出すことができるまでになりました。

結婚したばかりの頃にホームシックにかかって、何度も「沖縄へ帰りたい」という私に向かって、夫が「10年後には笑って過ごせるように、頑張って二人で乗り越えていこう」と言っていたことを思い出します。この10年間を振り返ってみると、紆余曲折、色々なことがありましたが、その都度一つひとつ乗り越えながらなんとか頑張ってこられて、牛歩ながら自分なりに進歩したなという実感があります。

大人になって生活環境がガラッと変わると、一つひとつのハードルが高く感じられて尻込みしてしまいがちですが、適応障害を患っている人にとって、場数を踏んで経験値を上げることや、できることが増えて自信に繋がるという成功体験は、未来の自分が少しでも生きやすくなるための大切なプロセスだと感じています。

育児ノイローゼに陥る

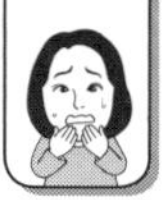

結婚を機に仕事を辞めて夫の住む地へ移住、そして妊娠、出産、育児。ジェットコースターに例えると、10代20代の人生は、スタートしてから「カタカタ」とゆっくり登り始める感覚だったのですが、35歳で初めての出産を経験してからは、トップスピードで一気に走り続けているという感覚があります。

その理由には、「自分の人生が自分だけのものではなくなった」ということを日々実感させられ、「子供がある程度成長してくれるまでは、彼らの人生をサポートしてやらなければならない」というプレッシャーがあるからだと思います。それはたとえ精神状態が思わしくなくて、自分のことだけで手一杯になっていたとしても、母親として日々子供たちと向き合わなければならないからです。

特に二人目を出産してからの数年間は、毎日が目まぐるしく過ぎていきました。下の息子が生まれたとき、上の娘は4歳になっていたのである程度手がかからなくなっていたのですが、出産後退院して初めて下の息子を連れて自宅に戻ったときのこと、上の娘が私の腕に抱かれた赤ちゃんを見た瞬間、「この子は気が触れてしまったのか？」と心配になるくらい「いやだーいやだー」を連呼しながら泣き喚いて、手がつけられないくらい派手に暴れ出してしまいました。新しい兄弟が増えることによって、上の子が赤ちゃん返りをするであろうことは覚悟していたのですが、想像を上回る激しい赤ちゃん返りに驚いてしまいました。

のちに知ったことですが、心理学的には、下に兄弟ができて新しい家族を迎え入れるということは、上の子供にとって、旦那がある日突然愛人を自宅に連れてきて、「今日からコイツも一緒に暮らすことになったから、よろしく」というのと同じレベルでのストレスがあるようです。

下の子を抱っこしていると上の子がやきもちを焼いて怒る、見ていないときに上の子が下の子に意地悪をする、下の子が上の子の大事にしている物を壊して怒る。「上の子の気持ちを優先させるのが、兄弟育児の鉄則」という言葉を胸に刻んで挑んだ二人目育児のスタートは罪悪感のループで、私一人で子供二人を世話するのは想像以上に過酷で大変なものでした。

まず1日のスケジュールをざっと書きますと、新生児の頃は夜中も授乳で2～3

時間おきに起きます。明け方5時くらいに飲んで、「お腹がいっぱいになったからぐっすり寝てくれるかな」とウトウトしたのも束の間、6時には娘が起きてきます。眠くてフラフラになりながら、粗相をしたシーツを洗って洗濯機を回して、食事の支度をして、そうこうしているうちに「オギャー」、寝室で息子が泣きだします。オムツを替えて授乳しようとしたら、娘がテーブルの上から味噌汁を落としてしまい、「なぜこのタイミングで？」と怒りに震えながら床の拭き掃除をします。

気を取り直して息子のオムツを替えて授乳し終える。するとブリブリ……。またオムツを替える。食器を洗い、急いで自分の身支度を済ませて、上の娘に早く着替えるようせかすと「おかあさん、きがえさせてー」「おかあさん、だっこしてー」「おかあさん、クツはかせてー」と、朝一番忙しい時間帯に赤ちゃん返り真っ只中の娘は甘えたい欲求を全面に出してきて、かまってちゃんのオンパレードです。

幼稚園まで車で送って行かなければならないので、グズってジタバタしている息子をチャイルドシートに無理やり押し込んで、「幼稚園に行きたくない」と駄々をこねる娘をなだめて車内に押し込んで、なんとか幼稚園へ送り出す。そのあとスーパーで買い物を済ませて家路に就くと、買い物袋と下の子を抱いてマンションの4階まで一気に駆け上がります。その後も、家事をこなしながら、息子の授乳、オムツ替え。

お昼になったら娘を幼稚園へ迎えに行って習い事に連れて行き、その間は息子を公園で遊ばせて、習い事が終わったら娘を迎えて自宅へ戻る。夫は泊まり勤務で帰ってこない日もあるので、一人で息子を沐浴させて、娘の体を洗って、自分はカラスの行水で慌ただしくお風呂を終えます。そして夕飯の支度。

息子の体がさっぱりして、お腹もいっぱいになって、ようやく寝たかなと安心してベッドに置くと火がついたように泣くので、また抱っこ。後片付けをして、子供たちを寝かしつける頃にはヘトヘトになっていて、あっという間に1日が終わります。特に新生児の頃は、ご飯を食べたりトイレに行くタイミングさえ思い通りにいきません。

成長したら成長したで、突発的で予測不能な行動が増えていき、突然道路に飛び出したり、転んで頭を何針も縫う怪我をしたり、イヤイヤ期に突入すると何でもかんでも全否定。そのようなことはいくらでもある珍しくないことで、そもそも子供がこちらの思い通りに動いてくれることなんてないのです。我が子が可愛いと思う反面、一緒にいる時間が長いとそれだけ神経をすり減らすことになります。

そんなある日、息子がお姉ちゃんのおもちゃで遊んでいたときのことです。普段は弟と仲良く遊んでくれるのですが、その日は気分的に自分のものを譲ってあげるということが嫌だったようで、弟を勢いよく突き飛ばしました。

「あー、また始まったか」と思いながら、兄弟喧嘩は日常茶飯事なので放っておくと、弟は泣き叫びながらお姉ちゃんを叩き、お姉ちゃんは叩かれたことに腹を立て、倍返しで弟を叩く、そして腕力でも口でも勝てない弟は、泣きわめきながら私に助けを求めにやってきます。部屋にはこれから干そうとしていた洗濯物、一向に片付かないおもちゃ、息子が踏み散らかしたお菓子が散らかっている。もう私のイライラモードはピークに達しました。

「うるさーい！」自分の中のモチベーションがプツンと切れた気がしました。散乱したおもちゃを全部ゴミ箱に捨てて、それでも気持ちのやり場がなくて、これ以上同じ空間にいると、子供たちに体罰を与えてしまうかもしれないと思い、私は部屋に閉じこもって泣きました。「もしかしたら、私のようにすんでのところで止まっている人もたくさんいるんだろうな」そう思うと、虐待をする親の気持ちが分からなくもありません。「母親も人の子であり、一人の人間なんだけどな……」

家事も育児も突き詰めていくと、やらなければいけないことも、やってあげたいこともエンドレスにあります。人一人育てるということは、それなりの責任と労力が求められるということを考えると、働いていた頃の大変さとはまた質の違った大変さがあることに気づかされます。しかし子育てが思い通りに行かないからといって、育児から逃げるわけにはいきません。

「子育ては二人も三人も一緒よ」と、無責任なことを言う人に遭遇することがあるのですが、世話をしてあげないと生きていけない人間が一人増えるだけで、労力は2倍にも、3倍にも跳ね上がります。そのことを考えると、多胎児や年子を持つ親御さん、老人介護をしている方の苦労が並大抵なことではないことが容易に想像できます。

不慣れな土地で夫以外に頼れる人がいない状況での育児に、心身ともに疲弊した日々を送っている中で、近隣に住む義家族との折り合いも思わしくなくて、私は衝動的に全てを投げ出して逃げたい気持ちにかられることがありました。

当時の私は夫に対して、聞いてほしい悩みや愚痴がたくさんあったのですが、こんなことで波風を立ててはいけないという遠慮から、本音をぶつけることができずモヤモヤした感情を抱えて、自分自身を追い込んでいたように思います。

我が子をとても愛おしいと感じる一方で、思い通りに行かない育児に自分の生活ペースを壊された気分になって、私は次第に不安と憔悴と孤独感で追い詰められていき、頑張りたくても空回りする自分に腹が立ち、「母親であることは楽しくて幸せなはずなのに、どうしてこんなに孤独で不安でしんどいのだろう」と、可愛い我が子を見ると涙が溢れてきて、次第に育児ノイローゼに陥っていました。

児童虐待を疑われる

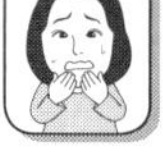

娘には生まれつき、太田母斑《おおたぼはん》といって顔の左側面に青色のアザがありました。1歳の誕生日を機に大学病院に通院して、合計10回に及ぶ手術を受けて今でこそ跡形もなく綺麗な肌になったのですが、照射治療を受けた直後は瞼も含めた患部全体が腫れて赤黒くなるので、一見すると強い打撲痕のようにも見えます。

そのために、見知らぬ人が驚いた表情で娘の顔をまじまじと覗き込んで「かわいそうに、お母さん、大丈夫なの？」と心無いことを言われることがあったり、露骨に「子供に手を挙げてはいけませんよ」と虐待を疑われることがあって、その都度いたたまれない気持ちになりながら説明をしていました。

ちゃんとした理由があるのだから、母親として毅然とした態度をとっていればよかったのでしょうが、たびたびテレビで児童虐待に関するニュースが流れていたことも相まって、「通報されたら嫌だな」という気持ちから、外出をためらうようになりました。

そのようなことが積もりに積もったある日、気分転換に娘を連れて公園へ行ったときのこと、抱っこしても、歌を歌っても、何をしても泣き止んでくれない娘に、私は張り詰めていた糸が切れたように彼女の頬を叩いてしまったことがありました。私はハッと我に返って、泣きながら友人に電話して今まで心にしまっていた悩みを聞いてもらったという経緯があります。

もう少し甘え上手だったら、周囲にサポートをお願いして手を抜くこともできたかなと思うのですが、我が子に関する全てを母親である私が背負わなければいけないという感覚になって、気負い過ぎていたように思います。

子育て世代に厳しい日本

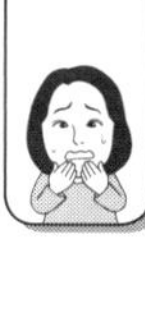

電車やバスなどの公共交通機関では、マタニティマークを身につけている妊産婦への配慮があるとありがたいのですが、世間では「優遇してくださいアピールが迷惑」「自分には関係ない」など辛口の意見もあるようで、実際には席を譲ってもらえないどころか、睨まれたり仮病だと捉えられてしまうことがあるようです。

私も妊娠していた頃に、マタニティマークをつけて何度か電車に乗る機会がありましたが、ちらっと一瞥《いちべつ》されただけで、席を譲ってもらうなどの配慮は無かったように思います。妊娠しているというだけで大きな顔をする母親もどうかと思いますが、いったい誰のための優先席で、なんのためのマタニティマークなのだろうと悲しくなりました。

また子供が生まれたら生まれたで、似たような問題に直面しました。駅の階段をベビーカーと赤ちゃんを抱えて上り下りして、ようやく電車に乗りました。電車を利用する人の中には、仕事を終えてクタクタの人や具合の悪い人もいますので、なるべく人の少ない時間帯を選んでいるのですが、それでも必要に迫られて混雑時に乗らなければいけないときがあります。

幼い子供を連れての公共の乗り物はとても緊張します。「どうか電車の中で泣いたり、ぐずったりしませんように」心の中で祈りながらベビーカーを邪魔にならないように畳んで端に置いて立っていると子供がぐずってしまい、そんなときあからさまに、ため息や舌打ちをする人がいて、いたたまれない気持ちになったことがあります。

しかし悪いことだけでなく、子育てを終えた世代の方から話しかけてもらえることも多く、電車内で子供がぐずって気が張り詰めているときに、席を譲っていただいたり、優しい言葉をかけられると本当にありがたいです。世の中捨てたものではないなと思います。

日本ではマタニティハラスメントや待機児童の問題など、解決されていない課題が山積みの中で、「産め、働け」の重圧がありますが、実際母親になってみると、「妊婦や子連れは社会に迷惑をかけているのかな?」という不安の中で子供を産み育てることになります。

育児にストレスを感じて、そこから育児ノイローゼや適応障害を発症させてしまう方も多いようなので、個人的には社会環境の改善を重視すれば、出生率も少しは上がるのではと思います。

ママ友付き合いはいばらの道

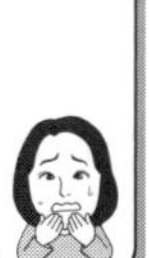

　幼少期の頃からすでに適応障害の片鱗は見えていたようですが、本格的にこの症状をこじらせるきっかけになったのは、なんといっても娘が通っていた幼稚園でのママ友付き合いに強い挫折感を抱くようになってからです。

　ママ友というのは、子供同士が同じ歳という点以外、年齢もタイプも違う母親たちの寄せ集めです。そもそも全ての人たちとうまく付き合っていくこと自体が難しいのかもしれません。

　当時娘が通っていた幼稚園では、日々のカリキュラムがとても充実しており、アウトドア体験やイベントも盛りだくさんで、娘にとっては楽しい4年間の園生活を送らせていただくことができました。

　ところがその分、親子で参加しなければならない数々のイベントや、任意と称したボランティアに半強制的に駆り出されることが多くありました。その流れで母親同士が顔を付き合わせる機会が多かったので、必然的に結束力も強いものとなっていました。

中でも毎月恒例のお誕生日会とランチは出席率が高く、みんなが集まるとそれなりに盛り上がるのですが、なにしろ色々なタイプの人がいて、受け取り方も様々なので、いつでも軽はずみな言動は慎むようにし、空気を読みながら立ち振る舞うことが問われているように感じられました。

必ず出席しなければいけないということは全くないのに、暗にみんな参加するという風潮に違和感を覚えていたある日、「予定が入っているから」と偽って、お誕生日会とランチに行かなかったことがあります。子供のことを考えると、参加したほうがいいことは分かっているのに、いつまでたっても母親同士の密接な人間関係に慣れることができなくて、心が拒否反応を起こしてしまい、次第にその事実が本当に苦しいものになっていって、何日も前からそのことを考えるだけで動悸が激しくなりました。

当日はとうとう眠れないまま朝を迎えて、「行きたくない」とドタキャンしたという経緯だったのですが、後日、娘が夫に「わたしのおかあさんだけどうして、お誕生日会にきてくれなかったのかな？」と悲しんでいたそうで、「こんな弱いお母さんでごめんね」と情けなくなってしまい、無理して良い母親を演じている自分と、本当はそうじゃない自分とのギャップに苦しんで、「自分のカラーじゃないところに入ってきてしまった」と後悔していました。

幼稚園へ娘を迎えに行くと、お母さんたちが楽しそうに園庭で立ち話をしている。その周りでは子供たちが楽しげに追いかけっこをしている。もうその光景が視界に入った瞬間、体がこわばって首筋からは血の気が引いていく感覚になります。

私は立ち話の輪を避けながら、足早に「こんにちは」と挨拶を交わすと、早々に先生のところへ向かいます。娘の引き取りを済ませると彼女の手を固く握って駐車場へ向かおうとしました。ところが、ここで娘が「おともだちと遊びたい！」と言って私の手を振り払いおともだちのところへ走り去ってしまうと、私の中では「早くこの場から立ち去りたい」と、気持ちに焦りがあるので心中穏やかでいられなくなります。

娘は一旦遊びに夢中になるとなかなか戻ってこないので、手持ち無沙汰になってしまった私は、その流れでお母さん方の輪に入れさせてもらうことになります。そのようなときは、にこやかに相槌を打ちながら話に参加する一方で、心の中では「早く家に帰って落ち着きたい」と別のことを考えてしまいます。

「子供の天真爛漫さを母親である私が壊してはいけない」そう頭では理解していて

も、そのようなことがあった日はイライラしてしまい、子供にも八つ当たりをしてしまうのです。

そんな折、毎年恒例のお遊戯会がやってきました。娘が通っていた幼稚園では、保護者が衣装を作ることが決まっているので、1ヶ月も前からお母さんたちが集って、どのような衣装にするかを話し合うことになります。その年の催し物によってはドレスだったり、着物だったりします。週1、2回のペースで集まって、子供たちの寸法を測ってデザイン画をおこし、生地などの材料を購入し、ミシンを持ち寄って母親の手によって衣装を作り上げるのです。これは周知のことなので、表立って反論する人は誰もいません。

そういうわけで、息子が小さいときは衣装作りの邪魔にならないようにと、有料の託児所に預けて参加することもありました。仮に衣装作りやボランティア活動に参加しないでいれば、他の面倒ごとを一手に押し付けられることになるので、ほぼ全員が参加することになります。

「裁縫は得意じゃないし、面倒だから手作りの衣装なんて作りたくないな」そんな感情を内包した状態で、うっかり「動物の被り物くらい、既製品じゃダメなの?」と、言わないでもいい発言をしようものなら、「私は子供のために手作りにこだわりたいの」と気圧されるので、自分の意見を押し殺してでも、相手の意見を尊重するということになります。無言の同調圧力がすごくて、「それを言ったらダメでしょう」というような空気が漂っているので、自己開示がなかなか良しとされない風潮があるのです。

普段から対抗意識を燃やしている母親だと、「うちの子主役に抜擢されたのよ、あなたの娘ちゃんは何役なの？」と浮かれ気味なので、内心では「些細なことで張り合って、いい大人なのにバカみたい」と思っていても、「〇〇ちゃん、主役に選ばれてすごいね」と愛想笑いをするしかないのです。

私がママ友付き合いに強い苦手意識を感じて悶々と悩んでいたとき、立て続けに奇妙な夢を見ることがありました。

一度目は、壁から大量のゴキブリが湧き出てきて、必死になってそのゴキブリに殺虫剤をかけて退治するという内容の夢だったのです。また別の日には、床でうごめいている大量の蛆虫を退治するといった内容の夢でした。このような夢を立て続けに見てしまうことに理由があるのか気になって、夢占いで調べてみると、ゴキブリが夢に出てくるということは、自分自身の弱点、嫌いな部分、周りの人を排除したいという、ちょっと心が病んだ状態を表しているそうです。そして夢の中に虫が大量に出てくるというのは、面倒臭い人付き合いに辟易しているという現れだそうです。

信じるか信じないかは人それぞれですが、それにしても大量の虫が、しかもゴキブリや蛆虫が夢に出てくるとは、なんともおぞましいものです。実際に当時の私は、ママ友という得体の知れない人間関係から距離を置きたいともがいていました。

また、自宅で料理をしていると、立っていられないくらいのめまいと腹痛に見舞われたことがあります。病院での診断で、それが過度のストレスや心理的要因が関与していることを知りました。

他にも、無意識のうちにいつも同じ悩み事が頭の中をグルグルと巡っているせいで、思考が狭小しているなと感じたことがあります。そんなときは心身が健全な頃よりも注意が散漫になっているので、考え事をしていてうっかり電車を乗り過ごしてしまったり、ファミリーレストランで子供が食べたいと言ったお子様メニューとは違うものを注文してしまったり、味噌汁を作ったのに別の鍋にまた味噌汁を一から作ってしまったり……そんな普段やらないミスを立て続けに引き起こしてしまって、夫に「もしかして、若年性アルツハイマー？」とからかわれたことがありましたが、しかしそのときの私にとっては大きな悩みで、「私って生きる才能ゼロだな」とひどく落ち込んでいました。

それらのことをきっかけに、私は周囲と少し違うと明確に思い始めました。そして、ふと思いました。「もしかしたら、自分は適応障害なのでは……」

それでも私は人前で自分を演じていたので、傍から見たら普通にコミュニケーションもとれているし、まさかそんなことで深く悩んでいるなんて思われていなかったでしょう。しかし、こういうタイプの対人恐怖症が一番厄介らしく、克服するまでに時間がかかるようです。人間にとって最大のストレスは人間関係だと思うのですが、苦手レベルを超えて、いつ何時でも人と接するのが「つらい」「恐い」という感情を抱いてしまうのは、生きていく上でとても致命的なことだと思います。

現在、娘が小学校に上がり、息子を別の幼稚園に通わせることで、徐々に心の平穏を取り戻すことができています。

私は、「ママ友＝友達」というフレーズに惑わされて、「子供のためにも、幼稚園のお母さんたちとうまく付き合っていかなければいけない」、そう思い込んでいる節がありました。以前そのことで悩んでいることを友人に相談したところ、「ママ友は友達じゃなくて、ただの知り合いだよ」と指摘されたことがあります。確かに友達と言えるほど親密な仲でもないのに、友達感覚で付き合うのはおかしいということに気づかされて、少し救われた気がします。そのことをもっと早くに意識していたら、適応障害から対人恐怖症を派生させずに済んだかもしれません。

今になって思うことは、ママ友に限らず仕事などの人間関係においても、ベッタリになり過ぎないようにほどよい距離感で付き合うこと、苦手だと感じている食事会や飲み会などは、支障をきたさない程度に嘘も方便で「予定がありますので」と毅然とした態度で断ってもいいと思います。

大切なことは、「一般論に振り回されず」「万人に良い人であろうとせず」「自分にとってベストな方法を見つけていくこと」だと思います。

人間アレルギーの原因はなんだろう

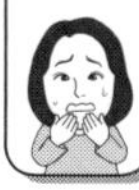

思い起こすと、私は幼少期の頃から人とコミュニケーションをとるのが苦手で、子供ながらに対人緊張が強くて生きづらいなと感じながら大人になりました。そしてママ友付き合いで挫折感を味わったことをきっかけに、「他の生き方もできたはずなのに、なぜ、私はこういう生き方しかできないのだろう?」と、掘り下げて考えるようになりました。

男六人兄弟の三男である父は、結婚当初24歳だった母と所帯を持ったのを機に、明治生まれで厳格な曽祖母と仏壇を引き取って同居を開始しました。

母にとって曽祖母の存命中は、私たち三人の子供もまだ小さくて手のかかる時期と重なっていたということもあったのと、沖縄特有の仏壇に関連した数多い冠婚葬祭を頑張って一人で取り仕切っていたことで、年がら年中父方の行事に奮闘しながら、育児と曽祖母のことで気を揉んでいる印象がありました。

しかし当時まだ幼かった私は、事情を汲み取ってあげられなくて、「お母さんは、子供よりも仏壇とおばあちゃんが大事なんだ」と寂しく思っていました。

私が小学校に入学して曽祖母が95歳で亡くなってから、初めて父、母、兄、私、弟の核家族になった期間がありましたが、それから何年後かには諸事情により、祖父母が突然我が家で同居することになりました。

祖父は独特の強い感性を持った人で、いつか天気の良い日が続いたとき、丸一日帰宅しないという日がありました。どこを探しても見つからず、事故に巻き込まれたのではないかと心配して警察も動員して捜索すると、「気持ちが良かったから」という理由で、朝まで海辺で寝て過ごしていたということがありました。

また90代まで三輪バイクに乗っていたので、父が危ないからと心配して幾度となくバイクを隠しても、どこからか他人のバイクを拾って乗ってしまうところがあり、持ち主に謝りに行くということもありました。

無断で私のスーツのズボンをハサミで裁断して履いていたということもありました。仕事用に着用していたズボンだったので、私も相当頭にきて「どうして勝手にそんなことするの！」と抗議すると、「腰回りが狭かったから、切らないと履けなかったさ」と笑い飛ばされたことがあります。

祖父の奇行はもはや我が家にとっては日常茶飯事となっており、時には笑いが生まれることもあったのですが、真面目で神経質な性格の父と、破天荒な生き様を亡くなるまで貫いた祖父は、最後まで水と油のような関係で毎日のように口論が絶えませんでした。

母は葛藤を内在させながらも、表面的には幸せな家庭のように振る舞っているところがありました。そんな母には宗教という心の拠り所がありました。しかし、父はその宗教通いに対してとても強い嫌悪感を持っていて、母が隠し持っていた宗教に関連した本を見つけると、私たち子供の見ている前で声を荒げながら、ビリビリに破いてしまうということが何度もありました。それらを目の当たりにするのは子供心にとてもつらい思いがありました。

また父は子供達が悪いことをすると、「お前の教育が悪いからだ」と母を叱りつけるので、母が消沈している姿を見ると、無意識に私自身にも責任があるかのように感じるようになっていました。

母はもともと愛情深いタイプの人間なのですが、母親の力だけではどうにもならない部分が大きく、融通の利かない家庭のルールの中で、母は不安定な立ち位置で汲々《きゅうきゅう》と父や義祖母や義父母に気を使い、それを見ながら育った私たち子供にも潜在意識の中で過度の遠慮が強いられていたように思います。

三つ子の魂百までといいますが、人格形成が行われる重要な時期にそのような環境下にあって、両親とのスキンシップが乏しく、同様に家庭内にはピリピリとした空気が漂っていたために、言いたいことを我慢するようになってしまいました。

当時の感覚が今の私には、他人に言いたいことを言ってはいけないような、我慢しなければいけないような感覚として残っています。そのために人との関わり方がぎこちなく、自分が周囲の人間関係にスムーズに溶け込めないような、いつも半分外から見ているような疎外感を抱くようになっていました。

大人になった今でも、安心感が乏しくて、些細なことで傷ついたり不安を強く感じてしまい、得体の知れない生きづらさや虚無感に悩まされて、日常生活全般にわたって、「生きていくことがしんどい」と感じることが多いように思います。もちろん客観的に見れば、世の中にはもっと不運な境遇の中で育ってきた人はたくさんいますし、より深刻な心の病や肉体的な病を抱えている人はたくさんいます。でも、「なんで私は、こんなに生きづらいんだろう」と常々悩んできました。

心療内科に通院して自分の過去と対峙することによって初めて、幼少期の家庭環境が心理的に大きな影響を及ぼしていたことにかされました。

子育てで気をつけていること

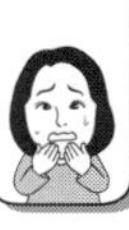

赤ちゃんが生活を通して自然に母国語を習得するように、コミュニケーション能力も環境の中で培われていくものだとすれば、養育環境が知らずしらずのうちに子供の心理と行動に影響を与え、その後の人格形成の土台となることは否めません。人と和合し、社会にうまく適応する上ではコミュニケーションが不可欠であることを考えると、「どうすれば子供たちの人生を生きやすく、実り豊かなものにできるのか」と思いを巡らさずにはいられません。

子供二人を同じ環境下で育てていても、持って生まれた性格や、外的要因からの影響により、見ている世界や感じ取っていくものは違うのだなと痛感させられることがあります。

娘はよく言えば気持ちの切り替えがすぐにできて、負の感情をあまり引きずらない性格なのですが、息子は少し繊細なところがあって、怒られたことを引きずるところがあります。

例えば、子供たちが家の壁紙に落書きをしてしまい、二人が泣いてしまうほど叱ったことがあります。「私もつい怒りすぎたかな？」と反省したのですが、30分も経つと娘の方はケロっとしていて、「今日の夕ご飯なに？」と聞いてきます。彼女の中では、叱られたことはすでに過去のものとして消化されたということなのでしょうか。一方の息子は、時間が経ってもそのことを思い出して、「ごめんなさい」と謝ってくるところが見受けられます。同等の条件下で叱られたとしても、性格の違いからこれだけ受け止め方が違うことを考えると、子育てはつねに対等というわけにはいかず、叱り方とアフターフォローの仕方にも気を配ることがあります。

さいわい二人に共通する長所は、積極的に人との関わり合いを持って、大勢でいることを好む性格で、友達の輪をつなげていくのが得意というところです。

ある日家族でキャンプへ行ったときのことです。夫と二人でテントを設営している間、子供たちには近くのアスレチック広場で遊んでもらうことにしました。しばらくして様子を見に行くと、年齢も性別も違う子供たちの中に混じって、ゲラゲラ笑いながら鬼ごっこをしていました。

走って、ぶつかって、謝って、許して、また笑って、彼らなりの信頼関係を構築しているように見受けられ、コミュニケーションのスキルはそうやって幼少期から磨かれていくのだなと感心させられました。

泣きたいときには泣いて、叫びたいときには叫んで、抱えている感情を放出させて、またエネルギーを再生させているのを見ると、力強い生命力を感じさせられるものです。

一日の一コマの何気ない光景ですが、私自身幼い頃から対人折衝に強いストレスを感じながら成長してきたので、子供たちのそういう姿を見ると、「二人とも私のような性格にならなくて良かった」と、とても安堵します。

近年、インターネットの発展がきっかけで、若年層のコミュニケーション能力が低下傾向にあるようです。子供たちが大人になる頃には、ますますその傾向が強くなっていくであろうことを考えると、自分と他者との関わりをしっかり持って、コミュニケーションを上手に図る能力を身につけさせてあげられたらいいなと思っています。そうすることで、少しでも生きる力を強固なものにし、幸福度が高くなってくれればと切に願っています。

不毛な人間関係には距離を置く

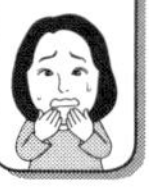

人間が生活していくと必然的に物が溜まっていきます。人間関係も同じで、学校で知り合うクラスメイト、職場の上司や同僚、結婚して付随してくる新しい親戚、子供を介してできるママ友達、ときにはそれらの人間関係を整理しなければならないことがあります。

娘が1歳の頃、家族以外の人にも触れ合うきっかけを作ってあげたくて、幼児教室に通わせていたことがありました。その教室が少人数制のクラスだったことや、子供がみんな第一子ということもあってお母さんたちと意気投合し、お互いの自宅を行き来したり、公園で遊ばせるような仲になっていきました。当初は、初めてできたママ友の存在を嬉しく思い、そして「娘にも遊び友達ができて良かった」と思っていました。

ところが子供を介してスタートしたグループ付き合いなので、中には、「もし学生時代に同じクラスになったとしても、あの人とは仲良くなっていないだろうな」

というタイプのお母さんもいました。いつも心のどこかに違和感がありながら接していたので、もしかすると相手の方も私に対して同じような気持ちを抱いていたかもしれません。

週一のペースで会っていると、それなりに話題もオープンになってくるようになりました。中でもより親しくしていたママ友がいて、彼女は旦那さんと結婚して以来ずっとセックスレスで、他に付き合っている人がいることや、すでにそれが一人や二人ではないことを赤裸々に話すようになってきました。

「駒子ちゃんにもセフレを紹介しようか？」との提案に、私は「これ以上長く付き合っていると、貰い事故が起きそうだな」という危機感が募っていきました。

そしてさらに驚いたことに、同じグループの一人も浮気をしているという事実を打ち明けてきたのです。「ものすごく身近にそういう人が二人もいたなんて……」と驚かされましたが、それにしても、「本人のいないところで、そんなこと言って大丈夫なの？」と、彼女に対して心の底から信頼や親しみを持てなくなっていきました。そもそも「誰にも言わないでね」と口止めされるような内容を共通の知り合いに話すということは、「もしかしたら、私がいないところでも色んなことを話しているのでは？」という疑いの目を向けながら接していくようになったのです。

知らなくてもよかった情報に自分自身が振り回され、一見、良妻賢母に見えていたそのお母さんに会うたびに、知らないふりをしながら、内心では「人は見かけによらないな」というフィルターを通して見るようになってしまいました。

少し前まで親しみを持って付き合っていた存在が、度重なる言動の積み重ねで、不快な存在に変わってしまう。いったん拒絶反応のスイッチが入ってしまうと、いつの間にか心の中には、どんどん割り切れない剰余が積み重なっていきました。

ママ友たちと時間を共有する中で、子育ての悩みを聞いてもらえたり、楽しいこともたくさんありました。一人ひとりは決して悪い人たちではなかったと思いますが、「会っているときよりも、別れたときの方がほっとする」「ママ友といるよりも一人の方が気楽だ」と、そう感じるようになり、結果的にはフェイドアウトする形になりました。

憂鬱な人間関係を無理して続けていると、心を濁らせるネガティブな感情でいっぱいになって、ますます適応障害を悪化させてしまうものです。

これらの経験から、不安になるような人たちと付き合うより、一人でも大丈夫な何かを見つけたほうがいいと割り切れるようになりました。

うつ病に似た「季節性うつ病」

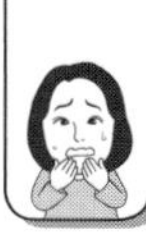

私たちの心と体は思いの外、気象の影響を受けているようです。季節の変わり目や悪天候のときに、頭痛や関節痛に悩まされたことはないでしょうか？　もしかすると、あなたのそれは、「気象病」による「天気痛」かもしれません。

「気象病」とは、天気の変化で起こる不調の総称のことで、肩こり、めまい、全身倦怠感、気持ちが落ち着かなくて不安になるといった不定愁訴が挙げられます。そして気象病の中でも、天気の変化によって連動して起こる、頭痛や関節痛のように痛みを伴うものを「天気痛」と言います。

気象病の引き金になるのは、主に気圧、湿度、寒暖の差が挙げられます。特に影響が大きいのは気圧の変化によるもので、体の傾きを感知する内耳が膨張してリンパ液が揺れることから、体が傾いているような感じになり、脳がパニックを起こして体に影響を及ぼすようです。

そして、梅雨や雨で気圧が低下しているときには、空気中の酸素濃度も低くなっています。そうすると血液の中の酸素の量も少なくなり、血管が拡張して天気痛を引き起こすというメカニズムなのです。

要注意のタイミングは、春先、夏の夕立、秋の台風、梅雨などで、とくに自律神経が乱れやすい人や、普段から気象の変動を敏感に感知してしまう人は、いずれかの症状を引き起こしやすいので気をつけたほうがいいでしょう。

また、うつ病も季節などの自然の変化を受けやすいことで知られています。低気圧が発生することにより､自律神経が不安定になってうつ状態になってしまったり、あるいは、普段からのうつ病がさらに悪化してしまうケースが十分に考えられるのです。

私の場合、沖縄で生活していた頃は、一年中温暖な気候に恵まれ気圧も安定していたという理由もあり、気象の変化で体調が悪くなるという経験がありませんでした。ところが神奈川へ嫁いできてしばらくすると、季節の変わり目からくる寒暖の差や気圧の変化に体が追いついていかず、体調を崩しがちになり、天気に気持ちが引っ張られて憂鬱になることが度々起こりました。

イライラや全身倦怠感、不安感が強くなるといった症状がうつ病の症状と似ているために、「また、なってしまったのか」と勘違いして気持ちが沈むこともありました。しかし何年か経って、これが気象によるものだということを知ってからは、うつ病に似た症状が現れたとしても、これは単なる気象病なのだと割り切って、気分が滅入ってしまわないようにやり過ごすことができるようになりました。

こうした症状に悩まされている方は、天気が相手の問題だからどうしようもないと諦めていませんでしたか？　病は〝天気〟から。天気病外来というものがあるくらいです。「天気が悪くて、体調が優れない」と感じたら、ゆっくりお風呂に浸かって副交感神経が働くようにするのもいいですし、スッキリする酸っぱいものを食べて予防すると効果的です。

余談ではありますが、イギリスに3ヶ月ほど滞在していたときのことです。午前中は暖かく天気にも恵まれていたのに、お昼になって急に冷え込んできて雨が降り出すということが日常茶飯事に起こりました。「一日の中に四季がある」と言われているだけに、一日の中で天気が目まぐるしく移り変わっているなという印象を受けました。

特に冬の日照時間は極端に短いのですが、人間の体は日光を十分に浴びる機会がないと、体内時計が狂いやすくなり、脳内のセロトニン（心の安定に関与する脳内物質）が不足しがちになるそうです。そのため日照時間が短くなる秋から冬にかけて、気持ちの落ち込みが大きくなることから、うつ病に似た症状が出る脳機能障害の一種、ウインターブルー（冬季うつ病・季節性情動障害）という病名があるそうです。太陽の光が欠乏することから発病するこの季節性うつ病は、北欧でも事情は似たり寄ったりで、イギリスや北欧の自殺者が多い理由の一つはこのせいだと言われています。そのことを考えると、日本のように四季の移り変わりを一年通してじっくり感じられるのは、貴重なことかもしれません。

「今日は頭が重いな」と体に異変を感じていると、しばらくして雨が降ってきたという経験はありませんか。そんなときは、状況を把握できるように「痛み日記」をつけて、天気がどうだったかを照らし合わせてみるといいでしょう。体の異変から天気が悪くなるのが読み取れるようになるので、予知能力のように使えるメリットがあります。

快適に過ごすための気象病のメカニズムを知り、有効な対処法を知っておくと、モヤモヤ気分に振り回されずに済むかもしれません。

だてマスクに頼る

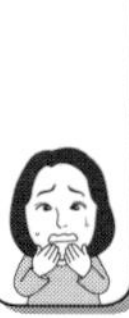

「スッピンだから」「話さなくて済むから」と、そんな何気ない理由でマスクをしたことはないでしょうか。

かつての私も、人と話すことに煩わしさを感じてマスクに頼ることがしばしばありました。マスクをしていると、何となく話さなくてもいいような状況が作り出されるから不思議です。

花粉やインフルエンザの時期になると、街、駅、学校、職場といった至る所でマスク姿の人に遭遇しますが、近年、女子中高生の間では、小顔に見せるためのアイテムとして、「だてマスク」を着用するという現象まで起こっています。かつては白一色で地味だったマスクも、今ではヒョウ柄や迷彩柄、キャラクター柄などが出回るようになり、おしゃれアイテムへと変貌を遂げています。

ところが、この「日本のマスク文化」は外国人からは奇異な目で見られるようで、「感染するやばい病気を持っている人」「これから強盗しようとしている人」というイメージを持たれるそうです。確かに、海外でマスクをしている人を思い浮かべると、故マイケル・ジャクソンくらいしか思い当たりません。

感染予防の自己管理として、ウイルスを他人に撒き散らさない、若しくは、ウイルスをもらわない、という価値観で着用している以外にも、マスクユーザーの約半数が本来の目的以外で使用していることが窺えます。

時には一種のファッションとして、あるいは心理的なものを隠す特性から、仮面のような使い方もできる点でマスクは万能です。しかしあまりに頼りすぎると、コミュニケーション能力が低下して、ますます人と接することへの苦手意識が強まり、さらには引きこもりや適応障害を引き起こしてしまう可能性があると危ぶまれているようです。

第4章

適応障害と向き合うために

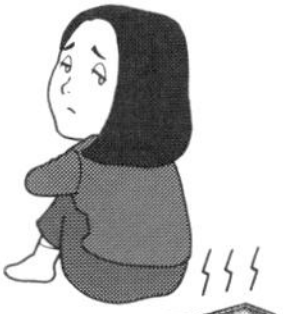

心療内科に通院します

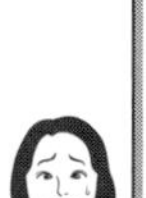

適応障害は対人関係のあり方にも大きく影響を及ぼします。私はママ友付き合いでのつまずき以来、対人に関する全てのことに意識が過度にとらわれてしまうようになりました。頭の中を占める関心ごとが何をおいても、「人とどう接すればよいのか」ということに向いてしまうようになり、そのことに大きなエネルギーが割かれて精神的な重圧が大きかったように思います。

しかし人は生きている限り、「他者との関わりを一切持たないで生きていく」というわけにはいきません。平均寿命が80年だとしたら、私はちょうど半分を折り返したところにいます。そのことを考えると、この先もずっと人との関わりを避けながら生きていくというのはあまりに寂し過ぎます。

これまでの私の人生は、職場を変えたところで、また住む場所を変えたところで、結局同じようなことで悩んできました。そのことから、本当に改善すべきなのは環境ではなく、「行き過ぎたネガティブ思考を変えることではないか」という考えにたどり着いたとき、これまで不器用にしか生きられない自分のことを、ずっと性格のせいだと思っていたのですが、「この際、ちゃんと病院に行って医者の意見を聞いてみたほうがいいのでは」という思いに至りました。

少し話は前後しますが、私は20代前半の頃、短期間ではありますが神奈川に住んでいたことがあります。その当時から約20年来仲良くしている友人が、同じく神奈川に住んでおり、さいわいにも自分の弱い部分をさらけ出すことのできる存在でした。そして彼女もまた精神障害に悩まされていた時期があり、心療内科に通院しながら「認知行動療法」という、当時の私には初めて耳にする治療を受けていました。

彼女にはこれまで私が抱えてきた悩みや、「これからの人生を少しでも生きやすいものにしたい」というようなことを話しました。その上で彼女から、「駒子も認知行動療法を受けてみては」と提案され、彼女が通院している心療内科を紹介してもらい、私は藁にもすがる思いで通院することを決意しました。

認知行動療法とは

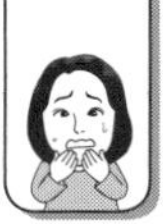

認知行動療法とは、臨床心理士の指導のもと、患者が抱えている問題に焦点を当てて、そのときの感情や考えを裏付ける根拠が何なのかを掘り下げていき、考え方の癖を論理的に分析しながら、ラクに生きていけるように思考を修正していく、構造化された療法です。

海外では、うつ病、パニック障害、強迫性障害、不眠症、楽物依存性、摂食障害、人格障害、統合失調症などのあらゆる精神疾患の治療や再発予防に効果があると注目されており、薬による治療と同じ効果も期待できると言われています。ヨーロッパを含め、この治療法は多くの臨床家の注目を集める精神療法へと発展しているようです。

また精神療法が進んでいるイギリスとアメリカにおいては、治療効果が認められているため、認知行動療法はうつ病と不安障害の治療ガイドラインで推奨されており、患者が心療内科を受診した場合、まず「認知行動療法を取り入れてみましょう」

と勧められるそうです。

ところが日本では、専門的な治療を行っているクリニックは少なく、普及しているとは言い難いのが現状です。加えて日本のように精神病への偏見差別が強いと、心療内科やカウンセリングから足が遠のいてしまい、相当悪化するまで精神科医にかからないという理由があります。

厚生労働省が実施している患者調査によると、日本の気分障害患者数は１９９６年には43・3万人、１９９９年は44・1万人とほぼ横ばいだったのが、２００２年には71・1万人、２００５年には92・4万人、２００８年には１０４・1万人と、著しく増加しているようです。

人は無意識のうちにその人特有の考え方や感じ方をしているものです。養育環境で形成された心的傾向や、強いストレス、トラウマの体験により、物事を悲観的に捉える癖ができてしまうと、生き辛さを感じて抑うつ感や不安などを引き起こしてしまいます。私たちは物事を客観的に考えているようで、実際には自分なりの心的傾向で見ているところがずいぶんあります。そして現実に起きたことを自分なりに解釈して対応しようとするために食い違いが生じてしまうのです。

ちなみに、「現実の受け取り方」や「ものの見方」のことを認知と言います。この認知に偏りがあると、不安を感じて過度に落ち込んでしまうことがあります。強いストレスを受けているときやうつ状態に陥っているときなど、特別な状況下では、さらにその認知に歪みが生じて、いつも以上にネガティブになってしまうため、病気の悪化を加速させてしまいます。

例えば、「同僚に挨拶をして返事が返ってこなかった」という状況になったときのことを考えてみましょう。「無視をされたということは、嫌われているからかもしれない」と認知してしまう人もいるでしょう。あるいは、「考え事をしていて、気づかなかったのかもしれない」と認知する人もいると思います。一般的には後者の方が前向きな考え方で、精神衛生上の観点からも健康だと言えます。

認知行動療法は、気持ちが大きく動揺したり、ストレスを感じる出来事があったときに頭に浮かんできた考えに着目し、それがどの程度、現実的な考えとの間にギャップがあるのかを見つけ出し、考え方を柔軟にすることで、気分や行動を変化させていくのが目的です。

ストレスに耐久できる心を育てるために、「認知の癖」や「認知の歪み」に働きかけることで、悲観的になりすぎず、かといって楽観的にもなりすぎず、地に足がついた柔軟な考え方に修正していき、心のストレスを軽くしていくことができます。

「性格」を変えることは容易ではありませんが、「認知」は努力次第で変えていくことができます。

実際に行動しながら改善していく有益な治療法と言えるでしょう。

活動記録表とコラム表

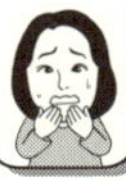

認知行動療法を受けることが決まると、２週間おきの決まった曜日、決まった時間に予約をすることが義務付けられました。コンスタントに通う目的の一つには、環境を整えながら日常生活の活動をきちんとこなしていくと同時に、精神の安定を図るというものがあります。

それから宿題として、「活動記録表」と「コラム表」というものを毎日つけることが課せられます。始めたばかりの頃は要領がつかめなくて、つい面倒に感じてしまうこともありましたが、慣れてくると時間をかけずに取り組めるようになってきます。

「活動記録表」とは、１日分の活動を記録できるようにした表のことで、その日何をしていたのか1時間ごとに記して、そのときの感情を○×△で評価するという方式です。自分の生活（活動）と症状（気分）のパターンを見つけるための表なので、記録をつけているうちに、減らしたい行動や問題、症状、それに伴う思考や気分、逆に増やしたい、続けたいと思える行動が見えてきます。

活字にして自分の考えを整理することで、どういう状況のときにリラックスできているのか、そしてストレスに感じるのはどういう状況のときなのか、明確に分かるようになってきます。活動記録表をつけていると、一日の中でも色んな感情を抱きながら生活していることに気づかされます。

「コラム表」とは、認知行動療法を行う上でもっともポピュラーなツールの一つで、「3つのコラム」、「5つのコラム」、「7つのコラム」があり、ここでは「7つのコラム表」を紹介させていただきます。ここでの7つとは、「状況」「気分」「自動思考」「根拠」「反証」「適応的思考」「変化」のことで、ある物事をこの7つの観点から見ていくというものです。「状況」「根拠」「反証」は事実に基づいたことを書きます。

○第一コラム〈状況〉

気持ちが動揺したり、つらくなったときの状況を5W1H（いつ、どこで、だれが、なにを、なぜ、どのように）で書きます。このとき、主観を入れてはいけません。

（例）会社の上司に企画書のことで、ダメ出しされてボツになった。

○第二コラム〈気分〉
そのときの気分や感情を、ワンフレーズ・一言で、１００％評価で書きます。
（例）悲しい（90％）

○第三コラム〈自動思考〉
そのとき瞬間的に浮かんだ考えを書きます。
（例）試行錯誤して作った企画書を評価してもらえなかった。

○第四コラム〈根拠〉
自動思考を裏付ける事実を書きます。
（例）事前の情報収集を欠かしてしまった。技量が足りなくて、力が及ばなかった。

○第五コラム〈反証〉
自動思考と矛盾する事実を書きます。友人が同じことで悩んでいたら、どうアドバイスをするかという視点で考えるとやりやすいと思います。

（例）力不足だった一方で、着眼点がユニークだという点は評価してもらえた。

○第六コラム〈適応的思考〉

自動思考に代わるバランスの良い別の考え方を書きます。

（例）今回の失敗を次に繋げられるよう反省して、次回からは事前調査を入念にしてみよう。

○第七コラム〈変化〉

考え方を変えたときの今の気分を、再び１００％評価で書きます。

（例）悲しい（30％）

このとき、しっかり書き出すことが重要です。頭の中が整理されて、自分の考え方の問題点や別の考え方を客観的に理解できるようになってきます。曖昧だった気持ちや事態を明確に意識化でき、問題点がはっきりと見えてくるので、対処の仕方も柔軟になり、延々とネガティブな考え方が浮かぶのを止めることができるようになります。

アサーション・トレーニング

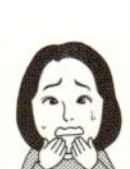

認知行動療法を始めるにあたり、「アサーション・トレーニング」も活用していくことになりました。こちらも認知行動療法を行う上で、ポピュラーなツールの一つとされています。

ちなみにアサーションとは、相手も自分も大切にした自己表現を身につけていくトレーニングのことです。英語で「断言」「主張」という意味があります。

コミュニケーションのタイプを大きく三つに分けると、「攻撃的な伝え方」「非自己主張的な伝え方」「アサーティブな伝え方」の三つがあると考えられています。

「攻撃的な伝え方」とは、自分の考えや意見をはっきり言いますが、自己中心的で相手のことを考えないやり方です。ときには効果的なこともありますが、人間関係がこじれる要因になり、かえってストレスになります。「非自己主張的な伝え方」とは、自分の気持ちや表現を抑えて、相手に合わせるやり方です。これでは、ますますストレスを抱えてしまいます。「アサーティブな伝え方」とは、相手の考えを尊重しながら、自分の気持ちや意見を相手にしっかり伝える方法です。自分のことも考えますが、他者への配慮を忘れないお互いを大切にしたやり方です。ここで注意しなければならないのは、「攻撃的な伝え方」と「アサーティブな伝え方」を混同しないことです。

ドラえもんの登場人物から、アサーションのスキルを解説してみます。

・ジャイアンタイプの攻撃的な自己表現（攻撃的行動）
・のび太タイプの非主張的な自己表現（受け身的行動）
・しずかちゃんタイプの望ましい自己表現（主張行動・アサーティブ）

お昼の時間になりました。のび太が給食をもらうために並んでいます。するとそこへ、ジャイアンがのび太の前に割り込んで来ました。

のび太：恐る恐るジャイアンの背中をツンツンします。
ジャイアン：「なんだよ。のび太のくせに、文句あんのか！」
（ジャイアンは自分を主張して、相手を抑圧しました）
のび太：「え？　あ、ありません……」

（本当は譲りたくないにもかかわらず、自分の気持ちを主張できないでいます）

しずかちゃん：「ごめんね、武さん。私も、さっきからのび太さんの後ろに並んで待っているのよ。だから、あなたもちゃんと後ろに並んでくれるかしら。最後に並んだ方が余ったカレーを全部もらえるわよ」

（自分の意見もしっかり主張しつつ、ジャイアンにも配慮しています）

相手から無理なお願い事をされたのだけど断れなくなってしまい、その後で「やっぱり断るべきだった」と悶々とした経験はないでしょうか？　そのようなときにも、このトレーニングは有益です。自分の気持ちをちゃんと伝えた上で、「ＮＯ」と言いたいときに相手を傷つけない断り方が身につくと、人間関係を円滑にすることが期待できます。

できたときの感覚をつかむことができるようになると、今まで避けてきた「相手に自分の意思を伝えること」が少しずつできるようになり、次もできるんじゃないかと思えるようになって、どんどん次を促す流れに変わっていきます。

誰でもできるので試してみる価値はあると思います。

無理のない目標を設定する

認知行動療法に取り組んでいく中で、もう一つの治療法として「目標を設定する」というものがあります。

まず自分が叶えたいと思う小さな目標をいくつかに細分化します。このときに注意したいのは、「非現実的で高い目標を設定しない」「完璧主義にならない」「できなくても、落ち込まない」の3点です。

階段を一気に二段飛びで駆け上がっていくと、上階（目標）に達するまでには息が上がって苦しくなってしまいますが、一段一段着実に登っていけば、無理なく登り切ることができます。「小さな一歩」でいいので、「実現可能」で「身近な目標」を「具体的な形」で設定するといいでしょう。

例えば今日からダイエットをするとして、1ヶ月で5キロ痩せるという目標を掲げたとします。食事制限のために、朝食はサラダ、昼食はバナナ、夜は一切何も口にしないとすると、体重は急激に減って目標の体重になるかもしれません。ところが目標を設定する時点でハードルが高く、ダイエット方法も漠然としているために、顔はやつれ、皮膚がカサカサになってしまったとしたら、目指していたゴールとは言い難いでしょう。現状の生活を大きく変えなくても、カロリーを計算しながらバランスの良い食事を取り、適度な運動で1ヶ月に3キロ減くらいの方がちょうど良く、リバウンドしたときの自己嫌悪感も味わわずに済みます。

私自身、ママ友のランチ会で隣のお母さんとの話が尽きてしまい、沈黙に耐えられず、余計なことをベラベラとしゃべってしまうことがありました。そんなときは「あんなこと話さなきゃよかった」と、後になって自己嫌悪に陥ってしまいます。

そこで心理士に、「自分から話題を振るのが苦手で、勝手に劣等感を抱いてしまうのですが、そんなときはどう対処すればいいのですか？」と尋ねました。すると、「話したくないときは、無理してコミュニケーションをとらなくてもいいんですよ。それに会話が盛り上がらなくても、あなただけのせいではありませんからね」そう言われて、気持ちがとても楽になりました。それまでは沈黙が続くと、何でもいいから話さなければいけないと思い込んでいたのですが、その「〇〇しなければいけない」という「囚われの考え方」こそ、自分自身をネガティブ思考のループから抜け出せなくしていたように思います。

私は焦るあまり、周りの人たちがどういう価値観を持っているのかということが見えなくなって、「私のせいで相手が退屈しているんじゃないか」と勝手に思い込んでいたのですが、相手にしてみれば、実は全くそうじゃなかったということもあります。

そこで私は、「周りの目を過度に気にしない」「話したくないときは聞き役になる」「心を穏やかに堂々とする」という目標を立ててみました。

とにかく焦って結果を求めてはいけません。途中で諦めないことが改善への道です。何をするかを今の自分の状態に少しずつ落とし込んでいきながら、小さな成功体験を多く積み重ねていくことで、「こうなりたい」「こうしたい」というポジティブな願望や感情を大きくし、立ち上がるエネルギーへと変化させるのです。目標を設定するということは、生き甲斐のある生活を送ることにも繋がるのです。

認知行動療法を受けてみて

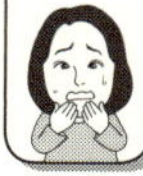

　ここでちょっと乱暴な言い方をしますと、精神疾患は虫歯や骨折のように病院へ行けば必ず治るというものではありません。そしてすぐに病名が判明するというものでもありません。
　そもそも話すこともままならない精神状態で来ている中で、今抱えている問題に対峙しながら、必要に応じて過去の出来事にまで遡り、自分が病むきっかけになった話や、嫌な思い出や恥の部分を話さなければならないこともあります。そのため、時には涙することもあり、治療に当たることがつらく感じるときもありました。
　そうやって時間をかけて、いろいろと自分の性格や行動を話していくうちに、心理士から「適応障害」や「対人恐怖症・対人緊張症」という病名を教えてもらいました。そして、日本人の100人に1人が適応障害と言われており、「誰もが発症し得る、一般的な病気です」という趣旨のことも教えてくれました。今まで「困った性格だな、この性格は直らないのかな」と悩んでいたので、病名が分かったことで良くなる病気なのだということを知り、希望を持って取り組むことができるようになりました。

しかし通院していても、「こんなに頑張っているのになかなか成果が見られない」という焦りが生じることもあります。そうすると「本当に認知行動療法は効果があるのかな」と疑心暗鬼になってきて、「私には効果がないような気がするのですが、どうしたらいいのですか？」と尋ねたことがあります。

すると心理士は、「認知行動療法は、考え方をポジティブシンキングにするものではありません。自己解決能力を向上させるためには、私のアドバイス通りに行動するよりも、自分でどのように対処した方がベストなのかという考えを導き出して、認識したほうが効果は高いですよ。必要なのは自分らしい自然な感覚をつかむことです」と教えてくれました。

認知行動療法は効果が出るのに時間がかかるのと、人によってはあまり効果がなかったということもあるようですが、疑いながらもとりあえず何でも受け入れてみようとする人に最も効果が現れます。私自身、約1年間通院してコツが掴めてくるようになると、頭の中で「コラム表」をイメージしながら物事に対応できるようになってきました。徐々に気持ちに変化が訪れて、物事に対する考え方が柔軟になり、これまでネガティブ思考だった認知の歪みが徐々に修正されていく感覚があります。もちろんそこに至るまでには、心理士が根気強く患者である私の心に寄り添って安心感を抱かせてくれたおかげでもあると思います。

それから、「この治療を受けてきた患者さんは、前進することはあっても病状が後退するということはない」ということです。

適応障害を患っていると、困難やストレスにぶつかったときの対処能力が低くなってしまうため、適応力を高める目的として認知行動療法に取り組んでみるのもいいでしょう。

適応障害を打ち明けて得たもの

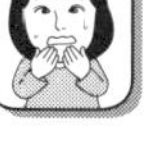

　私の知人や友人の中には過去や現在において、何かしら心身症を患って安定剤を服用していた経験がある人や、長年睡眠導入剤を服用しながら過ごしている人、あるいは、現在進行形で心療内科に通院中という人がいます。

　なぜそのことを知ることになったかと言いますと、私の方から、長年適応障害に悩まされ続けていることや、何度もうつ病で苦しんでいた話をしたのがきっかけです。

　私がカミングアウトすることにより、相手も話しやすくなって、「実は私も過去に双極性障害を患って、カウンセリングを受けていたことがある」という人や、「うつ病で休職していた時期がある」と話してくれた人もいて、他にも、「自分が精神科に通院しているなんて、恥ずかしいことだと思っていたから、ずっと誰にも言えなかった」と話してくれた友人もいます。

　心の病について話すのは、何となくタブーのような気がしますし、弱みをさらけ出すのは相手がよほど信頼できる人でない限り、なかなか吐露できない問題です。

自分からカミングアウトしたことで「心身症を患ってつらい思いをしていたのは、私だけじゃなかったんだ」と知ることができたと同時に、新たな信頼関係も築くことができたと思います。

もしかすると、お互いに知らないだけで、身近には多くの人たちが過去や現在において、なんらかの心身症を抱えながら生活しているのかもしれません。

ストレスは一人で抱えないで

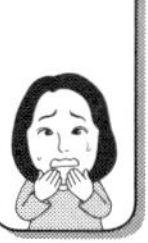

心療内科へ通院する以前の私は、自分自身に苦しみをもたらすこの性格を変えたくて、自己啓発や心理学の本を読み漁り、自らに課題を課して改善する努力をしていた時期もありました。本を読んでいるときは少しばかり心が救われて、本当に変われるような気さえします。しかし自己流で治そうとすると、つまずいたときの挫折感は大きく、「やっぱり性格を変えることなんて無理なんだ」と卑屈になって、日々のつらさを和らげるためにアルコールに依存するようになってしまいました。

さいわい友人の勧めで心療内科へ通院することになり、認知行動療法に取り組んでいるうちに、「今まで気にしていなかったつもりでも、自分の中でこの問題は根が深かったんだな」と改めて気づかせてもらえることがいくつもありました。

その一つに、これまでの私は何か困ったことがあっても自力でどうにかしようとギリギリまで頑張って、結果的に潰れてしまうということがありました。そのことも含めた上で、心理士に「素直に人に甘えたり、頼るということができないんです。

それで子供たちが私に甘えてくれるときは、自分が小さかった頃を投影しながら抱きしめているんです」というようなことを話したとき、「大人になっても、つらいときは素直につらいと言っていいんですよ。頼りたいときは素直に頼っていいんですよ」と言われたことがあります。分かりきったことでも、改めて言われると心にストンと入ってくるものです。このとき、これまで「つらいな」「悲しいな」と思っていた気持ちに蓋をしてきたことに気づかされました。

心理士と共に自分にとってベストな解決策を模索しながらいろいろな話をしているうちに、自分では見過ごしてきた多くのことに気づかされます。そんなときは、「一人で戦わなくてもいいのだ」という心強さを感じます。

ささくれも放っておくと破傷風になることがあるように、自分では処理しきれないストレスを心に溜め込んでいると、やがて精神疾患を発症させてしまいます。心が苦しくて悲鳴を上げているときは、信頼できる友人や家族、パートナーに心の内を話してみてください。もし身近に話せる存在がいない場合は、勇気を出して心療内科へ足を運んでみてください。ストレスは一人で抱え込んではいけません。

自立支援医療受給者証（精神通院）を交付してもらう

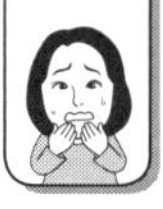

自立支援医療受給とは、精神科に通院する際、治療費の自己負担を軽減できる制度のことです。

精神疾患は、薬物療法を取り入れたり、カウンセリングを受けながら取り組んでも、克服するまでには時間とお金がかかり、長期にわたる通院が必要になってきます。

それから主治医の指示で仕事を休職している患者もいるでしょう。そうなると、医療費の負担に頭を悩ませることになってしまいます。せっかくストレスの要因を取り除いても、今度は経済的な負担がストレスになってしまっては、かえって心身症を悪化させてしまい本末転倒です。このような問題から、経済的な負担を軽くしようという目的で生まれたのが自立支援なのです。

例えば、医療保険制度を利用して病院へ行き、医療費が５０００円かかったとします。通常だと患者が負担する金額は３割なので、１５００円支払うことになりますが、これが自立支援医療の適用となると負担はさらに1割まで下がるので、500円だけ支払えばいいのです。精神疾患による通院は短くても数ヶ月、長期になると何年も通うことになり、合計すると結構な費用負担になることを考えると、この制度を利用しない手はありません。私自身、この制度にはとても助けられています。

自立支援医療受給者証は、市町村役場で手続きをして交付してもらいます。申請してから約1ヶ月、長くて3ヶ月で手元に届きます。役所によって担当課が異なるので、ホームページや直接問い合わせをして確認するといいでしょう。

申請に必要なものは、①通院している病院からの診断書、②健康保険証、③印鑑、④本人だと証明できるもの、⑤通院する病院と指定したい薬局の住所と電話番号、⑥マイナンバーの6点です。もしかしたら、役所によっては少し違うかもしれません。

診断書を作成してもらう料金は病院によって多少異なりますが、私が通院しているところでは5000円かかりました。病院によっては3000~8000円と開きがあるようですが、これで保険料の自己負担額が3割から1割負担に軽減できるので、長い目で見たらお得感はあります。

この受給証は役所で毎年更新が必要になり（無料）、病院からの診断書は2年に1回の提出が必要になってきます。更新することを忘れて有効期限が切れてしまうと、医療費の自己負担額が3割になってしまうので、予定表にでもメモしておくといいでしょう。実は私もつい最近、有効期限が切れかかっていることに気づいて、慌てて更新をしてもらいました。

通院する病院と薬局2件が受給証に情報として登録されます。それ以外の薬局で薬を処方してもらうと通常の3割負担になってしまうので、そこは注意が必要です。

適応障害の治療薬

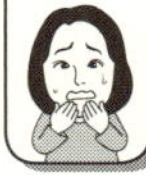

　私は専門家ではないので多くの言及は避けますが、現在服用している薬について少し書かせていただきます。

　私が服用しているジプレキサ錠（オランザピン）という薬は、統合失調症や双極性障害、うつ病などの治療に用いられている非定型抗精神病薬の一つです。この薬の主な作用は、ドーパミンとセロトニンという二つの神経伝達物質を抑えることで、脳内の情報伝達系の混乱を改善し、気持ちの高ぶりや強い不安感を鎮めてくれるほか、停滞した心身の活動を改善する効果があります。私は薬が効きやすい体質なので、１錠２・５㎎のところを分割して半錠の１・25㎎で服用しています。

　副作用としては、めまい、眠気、口の渇き、便秘、体重増加などが挙げられるのですが、さいわい私の場合は、眠気と食欲が増したことくらいなので、これはプラスの作用としてみています。

　これまではうつ状態に陥ると、思考や感情のコントロールがうまくできなくて、いつも気分がモヤモヤとしてつらかったのですが、服用することによって生きていることがつらいと感じなくなり、睡眠の質も上がったおかげで朝はスッキリと目覚めることができるようになりました。

薬の種類によっては、入眠剤としての役割を担ってくれるというメリットがあります。私は長年不眠症にも悩まされ続けているので、医師の勧めでこの薬を活用することになりました。

しかし治療薬との相性が良くないと、とんでもないことが起きてしまうので注意が必要です。これはあくまで私の身に起きた事なのですが、ジプレキサを服用する以前に別の薬を飲んでいたことがありました。その薬は体質的に合わなかったようで、睡眠麻痺と言われる金縛りと、悪夢と言われる入眠時幻覚の症状が現れて怖い体験をしたことがあります。

床についてしばらく考え事をしていると、覚醒している状態からいきなりレム睡眠に移るという特殊な睡眠サイクルが起こり、眠りに落ちる際に、まるで現実に体験しているかのような鮮明で生々しい夢を見たのです。

部屋の隅に人影が立っているように見えたり、また別の日には、幽体離脱した自分の意識が体を見下ろしていて、その隙に他の誰かが私の体を乗っ取ろうとするという内容の夢（幻覚？）を見ることがあったのです。
それらは通常の夢よりもリアルで生々しいものでした。とにかく怖い思いをするたびに、どうにかして起きようともがくのですが、体が硬直して全く動けなかったのです。

適応障害の症状によって、薬の種類や効果はそれぞれ異なってきます。症状に応じて処方してもらう最適な薬というものは医師の判断に委ねるところですが、そうは言っても自分が飲む薬なので、その特徴やメリット・デメリットはしっかりと知っておきたいものです。

本音を言えば、それらの治療薬を使わないに越したことはないのですが、精神疾患を悪化させて潰れてしまうよりは、薬物療法を適切に使いこなして、きちんと治療を続けていくことが重要になってくると思います。そうすることで、普通の社会生活を送る事ができるようになります。ストレスが減って心身の状態が安定を取り戻してきたら、医師の指示に従って徐々に減薬していき、いずれ薬を止めることもできます。

精神障害者の雇用が義務付けになる

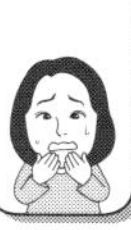

企業での精神障害者の雇用が急増していることをご存知でしょうか。厚生労働省が発表した２０１６年のデータによると、ハローワークを通じて就職した精神障害者の数は約４万２０００人となっています。

２００６年では約２０００人、２０１０年では約１万人、という数字からも急増していることが窺えます。２０１８年４月からは身体障害者・知的障害者に加えて、精神障害者の雇用も義務付けられるようです。

精神障害者雇用の対象となる精神疾患は、統合失調症、うつ病、躁うつ病などの気分障害、てんかん、発達障害（自閉症、学習障害、注意欠陥多動性障害、アスペルガー）などです。ただ、その半数は1年以内に退職しているようで、「少しでも長く働きたい」と願う一方で、雇用側の認識不足が挙げられます。精神障害者は見かけ上は健常者と変わらないため、「ちょっと変な人」「クセが強い人」という見方をされやすく、結果的には居づらくなってしまうのでしょう。

職場は対人関係を築きに行く場でもあります。精神障害者を受け入れようとしても、企業はどうしたらよいのか分からないでしょう。そこは各企業が勝手にやってくださいではなく、今後の課題としては支援機関などの専門機関がアドバイスして、適切な環境を作る橋渡しをすることが求められていくでしょう。

「環境調整」という治療法

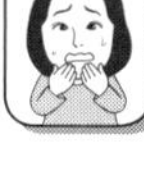

適応障害を抱えた人がそれを克服するためには、「薬物療法」「精神療法」「休養」そして、「環境調整」の四つが重要になってきますが、この「環境調整」をしないと、残念ながら適応障害は改善しません。

ここでの「環境調整」とは、読んで字のごとく環境を調整しながら、適応障害の発症原因になっている問題を取り除いていくことをいいます。

例えば、上司からパワーハラスメントを受けながら仕事を続けていて、それが精神的な負担になっていたとします。そうなると、そのストレスを薬物療法だけで取り除くことはできません。そこで解決策として「異動願いを出す」「思い切って転職する」ということが挙げられます。

しかし、これは誰にでもできることではなく、家族がいて安定した収入が必要な人が、今すぐ転職するというわけにはいきませんので、立場などに左右されることから、少し難易度は高くなってきます。そこで手っ取り早くできるのが、周囲の人間関係を安定させて、上司との接触を必要最小限に留め、心理的なプレッシャーを軽減させていくことから始めることでしょう。

私の場合は、娘が幼稚園を卒園して、精神的な負担になっていた環境から離れたことが、ちょうど良い環境調整になりました。それまでのストレスによってだいぶ心のバランスを崩してしまいましたが、友人や家族にうまくサポートされたことも大きかったと思います。

そうして環境がリセットされ、社会的な役割や親としての新たな役割を持てたことで、今度こそは「窮屈にならない、程良い塩梅《あんばい》の人付き合い」を意識しながら関係を築くことができています。

新しい環境に身を置いたことで、これまで抱えてきた対人恐怖症の克服に役立つまたとない訓練機会になっているように思います。どんなに人付き合いが苦手でも、必要に迫られて関わりを持つようになれば、不器用なりにも処世術が磨かれ対人スキルが向上するとともに、適応障害を乗り越えていくきっかけになるものだということを、身を持って痛感しているところです。

家庭菜園を始める

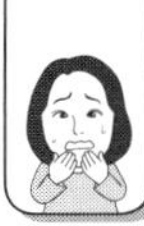

土いじりをしていると、心が穏やかになることに気づきました。家庭菜園を始めたばかりの頃は、プランターでも簡単に育てられる野菜を数種類だけに留めていたのですが、これが自分の性格に合っていたようで、かれこれ7年は続いています。

今でもプランターで菜園しているのですが、夏には茄子、ピーマン、オクラ、ズッキーニ、モロヘイヤ、バジル、ゴーヤ、インゲン、ミニトマト、ネギ、イチゴ、枝豆、唐辛子を、冬になると玉葱、ブロッコリー、ニンニク、ミニ人参、えんどう豆、そして、季節の花を育てています。

花や野菜を育てる作業は、体全体の五感を使うことにも繋がり、没頭することで心を開放的にできます。さらに、家計の足しにもなって一石二鳥です。また、陽に当たって汗をかくと心身が健康になります。収穫の喜びは病気の治療にも効果があるように感じられ、蝶やてんとう虫の訪れを見ているだけで、精神的にとても癒されます。そして何より、幸福はとてもシンプルだということを気づかせてくれます。

子供の適応障害

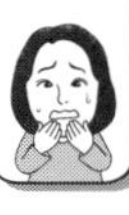

子供の場合は、日常生活がだいたい「家」「学校」「習い事」の往復で構成されているのですが、子供でも学校生活などにうまく適応できなかったり、ストレスにさらされ続けると、やがて生きづらさを感じるようになって適応障害になる可能性があります。特に夏休みなどの長い休み明けや、進学、転校、クラス替えなどの環境の変化がストレスになることもあります。

意外に思うかもしれませんが、実際には、保育園や幼稚園の段階で「登園渋り」と呼ばれる軽い適応障害を起こしている子供も少なくありません。

娘が通う小学校の授業参観に行ったときのことです。その日は、図工の時間に親子で万華鏡を作るという課題がありました。子供たちは保護者や友達とおしゃべりを楽しみながら取り組んでいたのですが、その中に一人だけ母親のそばから片時も離れようとしない女の子がいました。

授業の終わりを告げるチャイムが鳴ると、一通り先生の話を聞いて保護者だけが先に帰る予定になっていたのですが、その女の子が突然母親に強くしがみついて「行かないでー」と泣いていつまでも離れようとしなかったのです。母親から引き離されるときのその子の怯える表情を見ていると、何だか、学校生活に不適合を起こしているように見受けられ、いたたまれない気持ちになりました。

その子の特性に配慮した関わり方をするように働きかけるだけですっかり安定してくることもあるのですが、そのことに気づかずに、学校生活に馴染めないまま苦痛に耐えながら通っていると、そのうち友達とのコミュニケーションもうまく取れなくなって、そこからいじめが始まる場合もあります。そして最悪の場合、不登校に繋がるケースもあります。

それでは、どのような言動が見られたら、適応障害を疑うべきでしょうか。

子供が急に塞ぎがちになった。学校に行くのを嫌がるようになった。気力や集中力が低下して、成績がガクンと落ちた。体調を崩しがちになった。イライラして家族に当たるようになった……。これらの言動が見られるようになったら、適応障害の可能性も視野に入れて子供の様子を注意深く観察し、それが環境に不適合を起こしているものから来ているのかを見極めてあげる必要があります。子供が会話をしてくれるようなら、「最近、元気がないけど、何かあったの？」などと悩みを聞いてあげてください。

指しゃぶり、夜尿、赤ちゃん言葉を使うなどの退行を見せるようになるのも、精神が不安定になっているときの特徴なので、ＳＯＳのサインを見逃さないようにしてあげてください。何より周りの大人たちが体調や行動の変化をキャッチして、問題に気づいてあげるべきでしょう。

また、私が学生の頃に、注意欠陥多動性障害（ＡＤＨＤ）と思われる生徒がいました。しかし当時は、そのような病名を知らなかったので、「授業中もじっとしていられず、いつもそわそわして落ち着きのない人だな」という目で見てしまっていました。その人は、みんなと同じことができなかったり、会話の流れを気にせず急に自分の話したいことを言いだしたりして、周りの空気を乱すことがよくあったのです。結果的には、周囲に馴染めず、「変わり者扱い」されていつも孤立していました。

ＡＤＨＤや学習障害、アスペルガー症候群は、外見では障害の有無が分からないことから、「親の躾が悪い」「わんぱく過ぎる」と勘違いされ見過ごされてしまいがちで、「どうしてうちの子だけ、こんなに育てにくいのだろう」と途方に暮れている親御さんもいると思います。

子供の場合、このような発達障害のせいで周囲とうまくやっていけないことから、いじめに繋がる問題も深刻です。現代では小児神経の医療が進んでいるので、発達障害に早い段階で気づいてあげることができると、その病気に沿った治療を受けさせて生きやすい方向へ導いてあげることができます。

子供に必要な心のケア

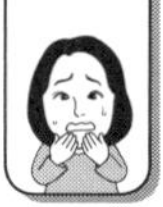

ある日娘が、「席替えで、意地悪な男の子が隣になったから、学校に行きたくない」と泣いてしまうことがありました。単にわがままを言っていると思って叱ったりしてはいけませんが、親としても判別が難しいところで、正直困ってしまいました。

そこで、どういう出来事があって学校に行きたくないのか理由を聞いてみました。娘は小学校に上がり、前歯だけが先に永久歯に生え変わり、その両サイドの乳歯が抜けたばかりで隙歯になっていたのですが、そのことを、ある男の子が面白がって「出っ歯」とからかっていたようでした。私は内心、なんだそんなことで悩んでいたのかと微笑ましくなって思わず笑ってしまいそうになったのですが、本人にとっては深く傷つく出来事だったようです。

そこで娘にはこう話して聞かせました。「男の子は女の子よりも少し幼いところがあるから、いちいち反応していると、余計に面白がって、からかうようになるんだよ。そういうときは、適当に聞き流してみようか。それにね、周りの子たちも、あなたと同じように歯が抜け変わっているから、ほとんどが隙歯でしょ」すると娘は納得して、翌日から元気に学校へ通うようになりました。

その子供にとって何が苦痛だと感じるのかはそれぞれで、対処法さえ知っていれば、苦手なことに直面しても何とかやり過ごせるものです。学校生活を負担に感じながら通学するよりも、「こういう場面では、こういう風に対処した方がいいんだよ」と一緒になって問題提起しながら解決法を教えてあげるといいでしょう。

例えば、「あなたは、人前に立って発言するのは苦手だけど、思いやりがあるから、困った人がいたら助けてあげる役に回ってはどうかな」という話し方をすると、子供は自分に見えない部分を指摘してもらうことで、長所と短所を再確認することができます。クラスの中には、リーダーシップが取れるタイプや内助の功を発揮できるタイプなど多種多様な人がいるので、人にはそれぞれに見合った役回りがあることも学べます。

子供はまだまだ社会的にも未熟で、自分の精神状態をうまく言葉で伝えることができないので、そこは大人が分かりやすく言葉を噛み砕いて説明してあげるといいかもしれません。

さらに思春期になると、子供は親に隠し事をするようになります。つらいことや悩んでいることがあっても打ち明けてくれないので、親の知らないことがどんどん増えていきます。そのことからも、小さいうちから何でも言い合える、風通しの良い関係を築いておいたほうがいいでしょう。私も普段から、子供たちとのコミュニケーションは大切にするように心がけています。

身近な人が適応障害になったときの接し方

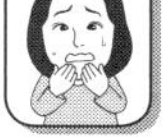

もし身近な人が適応障害になってしまったら、どう接していいのか分からないという人が多いはずです。この障害は目に見えない心の部分に不具合が生じているため、なかなか理解されにくいという側面があります。

そして、健康な人が笑って済ませられるような些細なことでも、くよくよと悩んでしまう傾向があります。そのためにストレスになっている出来事や人間関係で頭の中が埋め尽くされて、不安が広がりネガティブな思考がエスカレートすると、自分が生きていること、そのことで周りに迷惑をかけてしまっているんじゃないかということに、罪悪感を覚えたりすることがあります。

私自身、気がつくと嫌な出来事や人間関係が頭の中に反芻《はんすう》されて、そのことが余計にストレスになって精神的に追い詰められるということがありました。

それでは、どのように対処したほうがいいのでしょうか。適応障害に最も効果的な治療は、ストレス要因から離れてしっかり休むことです。その方が回復も早くなり、早い段階で適切な手を打つことで、うつ病などの精神疾患を引き起こさせずに済みます。そして何より、身近な人の理解と配慮が、薬よりもカウンセリングよりもずっと効果があり、克服に繋がる特効薬だと思います。

接するときに注意して欲しいのは、適応障害の人は、一見健康に見えるのですが、本人は見た目以上に苦しんでいるので、「頑張って」「元気出してね」「心の病は気持ちの問題」というような、精神論的な言葉や激励はますます本人を頑張らせてしまうので、逆効果になるということです。

適応障害の症状は、ストレスの要因から離れると比較的健康な状態で動けるという側面があるために、周りの人からはわがままに思われたり、怠けているんじゃないかと捉えられてしまうところがあります。しかし本人は、決して甘えているわけではありません。頑張って、頑張って、それでも解決できなかった結果、心が疾患してしまったのです。

身近な人が相談に乗ったり、愚痴を聞いてあげたり、逃げ道を作ってあげる。そんな環境を作ってあげて欲しいものです。

ストレスを溜めないことが何よりの秘策

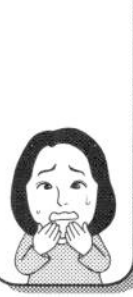

ストレスを溜めやすい人の特徴として、考え方や生活習慣など、いくつかの傾向や原因が重なった状態にあることは少なくありません。ストレスそのものは悪いものではありませんし、ときには原動力になることもあります。要は、そのストレスに対する適応力があるかどうかの問題なのです。

普段から十分な睡眠と食事、そして適度な運動を心がけ、心身ともに健康な状態を維持しておくことで、ストレスへの耐性が付いてくるはずです。

私はストレス発散法の一つとして、ジムで身体を動かしてリフレッシュするようにしています。運動は、栄養、睡眠と並んで疲労の三大回復方法の一つです。体を動かすことで、日頃から溜まっていた疲れも取れて、新たなエネルギーもチャージできます。散歩も効果的で、普段は車で素通りするような道を歩いてみると、美味しいコロッケ屋さんを見つけたりして、新しい発見があってワクワクします。それから、家族で旅行へ出かけたり、キャンプや山登りを楽しんだりと、休みの日は外に出かけて思い切り太陽の光を浴びるようにしています。

ちょっと面倒だという人もいるかもしれませんが、日記をつけるのも良い方法だと思います。私は、認知行動療法に取り組むようになってから、抱えている問題や悩みを紙に書いて外在化することで、物事を客観的に捉え、冷静に見つめなおすことができるようになりました。

また、好きな音楽を流しながら家での雑事をこなしたり、映画を観て現実逃避するのもいいですし、くだらない馬鹿話や、他愛のない会話ができる友人と会うのも効果的でしょう。

仕事上のストレスとの付き合い方

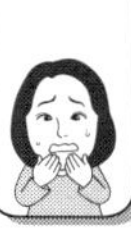

適応障害の人は職場不適応を起こしやすく、プレッシャーに飲み込まれやすい傾向があります。そして、共通する気質として「真面目」「几帳面」が挙げられます。これまで、職場でも真面目に過ごしてきて、周りからも信用されているはずです。そこで、仕事の量が自分のキャパシティを超えて、無理を重ねているようでしたら、全てを自分一人だけで解決しようとせず、ときには真面目さや几帳面さを少し緩めて、思い切って他の人に任せる勇気を身につけましょう。

誰かに頼る＝迷惑をかける、と思ってしまいがちですが、周囲の協力が必要不可欠な場合もあります。それに、任せることで後輩を育てることにも繋がります。

仕事を辞めたいなどと思ったときには、心も体もボロボロという状態にならないよう、自分に合ったストレス発散法を見つけておきましょう。現代社会でストレスを溜めないようにすることは難しいですが、こまめにストレスケアをしておくことで、精神疾患の発症を回避できることもあるのです。

休職したときのお金の問題

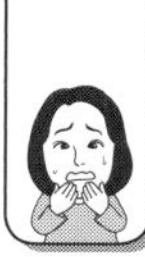

うつ病で仕事ができなくなってしまったら、どのようにして生活費をまかなっていくかというのは、考えなくてはならない大きな問題です。

そのような場合、労災認定が受けられ、休業補償給付を受給できることをご存知でしょうか？　ただし、うつ病になったからといって、誰でも労災認定が受けられるわけではありません。

例えば、パワーハラスメントやセクシャルハラスメント、厳しいノルマ、重すぎる責任、長時間労働、過剰な残業など、職場環境が原因でうつ病になったということを証明する必要があります。受給条件さえ満たしていれば、休業補償をもらえる可能性があります。

労災認定されると、治療費の自己負担が0円になり、病気が治癒するまで、平均給与の80％が支給されます。労働基準法で休業期間及び復職後30日間は、会社から不当に解雇される心配がないので、休業期間を気にすることなく療養に専念することができます。

平成23年に精神障害に係る労災認定基準法が改正されたことにより、精神障害に起因する労災請求件数は年々増加の傾向にあります。

労災に詳しい弁護士に依頼することで認定率は高まるようです。

長い休み明けは注意する

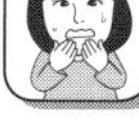

ゴールデンウィーク明けに無気力になってしまうことを「五月病」と言いますが、環境にうまく適応できないことで、「適応障害」や「軽症うつ病」をこじらせる恐れが多いのも、この時期だと言われています。

4月は進学、進級、就職など、新しい環境の変化に期待で胸を膨らませている時期ですが、一方で、環境に適応できないでいる人にとってのゴールデンウィーク明けは、気持ちの切り替えがなかなか難しいために、出社日が近づいてくると「会社へ行きたくない」と億劫になってしまいがちです。

長期休暇を自分なりに楽しく有意義に過ごして「さぁ、明日から頑張ろう」と思っても、憂鬱な気分がなかなか消えてくれないという経験は、心が健康な人にも通じるものだと思います。嫌な気持ちを引きずったまま通勤して、上司や同僚のちょっとした言動に影響されてしまったことはないでしょうか。

私は会社へ行くハードルを下げるために、元気になれるテーマソングを聞いて、自然に仕事モードに切り替えるということを実践していました。リズムや鼓動を感じることで脳が刺激されて、朝起きてから仕事を始めるまでの間にエネルギーを蓄えることができました。

家でゴロゴロ過ごしていると、余計なことを考えて気が滅入ってしまうので、最終日はあえて忙しく動いて体を疲れさせ、早めに就寝することを心がけましょう。「今日で休みが最後か……」と暗い気持ちに浸るよりも、「次の休みは、何をして過ごそうかな」と思いを馳せるのもいいでしょう。自分の感情をマネージメントすることで、仕事と休日のオンオフの切り替えが上手になるトレーニングになるかもしれません。

自分に合った治療法を探そう

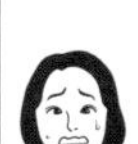

治療においてあなたが大事にしたいことは何ですか。自分自身の考えもどのように進めていくかというのは、医師の判断だけでなく、自分自身の考えも重要ではないでしょうか。そのためにはまず、実際に自分がどのような状態なのかを知る必要があります。

適応障害によって派生した不眠症やうつ病といった症状を和らげる補助的な役割として、薬物療法が必要になることもあります。不安定な精神状態では良い答えが得られないので、健全な精神状態を取り戻していきながら、少しずつ心の体力をつけて、段階を踏んでいきながら治療に取り組んでいくのがベストでしょう。

その上で、治療を受けるあなたと治療する医師のコミュニケーションを大切にし、あなたの希望をしっかり伝え、どんな治療方法があるのか医師から説明を受けたり、自分でも調べたりして、納得した上で進めていくのがいいでしょう。大事なことは、自分に合った方法を選び、目的を持つことだと思います。

適応障害の治療には、前述した認知行動療法をはじめ、森田療法、マインドフルネス認知療法、ストレス・コーピングなどいくつかの治療法があるので、少しだけ簡単に紹介させていただきます。

森田療法とは、精神医学者の森田正馬《まさたけ》が考案した心理療法です。神経症に対する治療法の一つで、主に不安を和らげるための治療法になります。基本的な考え方として、不安を異物として取り除くのではなく、それも心の一部だと受け入れた上で前に進んでいくことを目指す治療法です。困難に徹底的に対峙する時間というのが重要視されます。

不安に振り回されてしまうという人は、この治療法により、不安とどういう風に向き合っていけばいいかを知ることができます。合いそうだと思ったら受診を検討するのもいいですし、この治療法に関する書物は多く出ているので、本を読んで考え方を知るだけでも役に立つかもしれません。

マインドフルネス認知療法（自己洞察瞑想療法）は心理学的治療の一つで、近年、次世代の認知行動療法として注目が集まっており、うつ病や不安、ストレスの軽減に効果があることが分かっています。

立つ瞑想、歩く瞑想、座る瞑想などのバリエーションがあります。「今」いるこの瞬間に意識を向けるという技法を習得して、自分の中に湧いてくる感情や思考を客観視することで、雑然とした思考状態をフラットにしていきます。頭の中の情報を正しく整理すると精神的にも落ち着いた状態になれます。

人は大きなストレスにさらされると視野狭窄《きょうさく》に陥ってしまいがちです。ところが、この療法を実施するとストレスに感じる場面においても、否定的な感情にとらわれることなく、前向きな気持ちに持っていきやすくなるようです。

アメリカのビジネス界では、最高のパフォーマンスを引き出す手段としてキラーストレス（健康を脅かすほどの強いストレス）の対処法が注目されており、企業や行政の研修にも取り入れられているそうです。

ストレス・コーピングとは、直訳すると「ストレス対処法」という意味になり、ストレスから身を守ったり、ストレスが生じるまでの各段階で対策を講じる、「問題焦点コーピング」「情動焦点コーピング」「ストレス解消型コーピング」と三つの対処法があります。

問題焦点コーピングとは、ストレスの元凶となっている人や環境そのものに働きかけ、それ自体を変化させて解決を図ろうとするものです。

情動焦点コーピングとは、ストレスに対する考え方や感じ方を変えていく対処法です。ストレスの要因になっているものに対して自分の視点を変えるという発想の転換で、そこから受ける意味が変わっていくというものです。

前述した二つの方法は、ストレスを感じてしまう前の段階で最小限におさえるというものでした。それに対して、ストレス解消型コーピングは、受けてしまったストレスを身体から発散させるという方法です。要はストレス発散法ということです。多くの人はストレスが溜まった後でストレスをどう解消しようか考えがちですが、先述した二つの方法を知っておくことで、ストレスが蓄積して心身症に発展する前に対処できるというわけです。

医療機関でストレス・コーピングを取り入れているところはほとんどないと思いますが、臨床心理士には取り入れている人がいるようです。

生活していると様々な局面で多くのストレスが私たちに襲いかかってきますが、自分を助ける方法をどれだけ知っているかで、人生は生きやすくなるものです。それから、今のつらい状態がずっと続くものではないことを知っておくことも有効でしょう。

自分らしく生きる

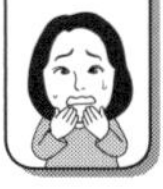

日々直面する他人とのコミュニケーション。人と関わっていくことは、私にとっていつも難しいテーマでした。幼少期の頃から、「人の中にいるのがつらい」と感じてしまう自分のことを異質だと思いながら成長し、大人になってからも劣等感がぬぐえないまま、自分の存在の不安定感にずっと苦しんできました。そして私の目には、自信に満ち溢れている人やコミュニケーションをそつなくこなせる人がいつも眩しく映っていました。

しかし今では、人と接するのが苦手という性格でそれほど悩まないで済むようになりました。それは、私がこれまで生きづらかった原因の一つに、「自分が周りにどう映っているかを過度に意識していた」ことがあると気づけたからです。

これまでは、「他の人はそうしているから」「私がこんなことを言ったら、相手はどう思うのだろう」と気にしすぎて、ちゃんと意思表示をせずに現状を受け入れてきました。他人の物差し、周りの価値観に合わせて生きるのは一見すると楽な行為なのですが、周りによく思われようとして自分の意見を主張しないでいると、心の中にわだかまりが残ってしまいます。その積み重ねにより、対人関係が負担になってしまっていたようです。

いろいろな情報や価値観で溢れているこの世の中で、周りの人も含め、多かれ少なかれ他人の目を意識しながら生きているものです。しかしながら、自分が思っているほど、相手は気にしていないというのが現状なのです。

そのことから、自分をあるがままに見つめたとき、「人と関わることが苦手」という性格をベースに持ちながらも、「他人がどう思うか気にしない。人は人、自分は自分」というふうに線引きできるようになりました。すると不思議なことに、対人関係のことばかり考えている余裕がないくらい、好きなことに没頭したり、他のことに目を向けることができるようになって、人と接するつらさが減少しました。

人は自分に自信が持てるようになると、「人からどう思われているのか」という思いから解放されて自然体で過ごせるようになります。自分の価値が実感できるようになると、些細なことでネガティブな気持ちに囚われなくなります。

おわりに

先日、一年ぶりに沖縄へ帰省してきました。懐かしい思い出の場所を巡ったり、久しぶりに会う友人や知人と接していると、これまでの鋭かった感受性が和らいで、以前にも増して、あるがままの自分をさらけ出せていることに居心地の良さを感じました。

結婚を機に環境ががらりと変わり、新しい人付き合いに揉まれ、娘の幼稚園でのママ友付き合いで躓いた経験が、今となっては一つ一つ無駄ではなかったように思います。人が成長する過程で、「気づき」や「場数を踏む」という経験が、いかに大切なのかを身を持って知ることができました。

また、懐かしい面々と時間を共有することで、全ての人に好かれるよりも、自分が大切にしている少数の人から慕われる方が幸せだということに気づかされました。自分が困難に直面しているときにそばにいてくれる友人や家族。シンプルに、これらの人間関係を大切にすることに意識を注ごうと決めた今では、とても楽な気持ちでいます。

以前の私は、「自分自身に苦しみをもたらすこの性格を変えたい」という思いに意識が囚われていたことで、自分を立ち往生させてしまっていましたが、心療内科へ通院することにより、適応障害を治すのに必要なのは、ありのままの自分を受け入れ、自然体で生きていくことをベースに、自分の性質と環境がうまく調和するように働きかけることだということを学びました。生活環境を整えていくと、環境と自分の心のあいだに適合性が生まれ、やがて不安や恐れは薄れていきます。人生は一日一日の積み重ねです。

ストレスに心が蝕まれて、ある日突然学校へ行けなくなったり、出社が困難になってしまうケースはたくさんあります。つらくてたまらないときには、どうぞ一人で頑張りすぎないで、信頼の置ける友人や家族、専門医やカウンセラーを頼ってください。適度に本音を言える場を持つことが救いになることもあるでしょう。生活が成り立たないところまで精神を病んでしまっては本末転倒です。私の場合は、我慢し続けているうちに、適応障害からうつ病などの精神疾患を引き起こしてしまいました。その経験から、早い段階で適切な手を打つことの重要性を改めて痛感させられました。

執筆するにあたり、自分の考えや体験談を活字に起こし、頭の中を整理しながら自分自身との対話を重ねていくうちに、長年心の中にわだかまっていたものが解消されていくのを感じました。気持ちを記すという行為には解毒作用があるので、私の場合、それも適応障害を改善させるのに功を奏したのかもしれません。

私は本書を、自分自身が抱えている課題に答える意味も含めて書きました。私なりの答えが、適応障害で苦しんでいる方々にとって、少しでも解決への糸口となることを祈ります。

末筆ながら、本書の執筆にあたってくれた編集の方々、いつも私を支えてくれている家族や友人に、深く感謝の意を表します。

〈著者プロフィール〉
大井駒子（おおい・こまこ）
沖縄県出身。短大を卒業後に就職するが職場に馴染めず適応障害を発症。以降、転職を繰り返す。結婚を期に神奈川県に移り住むが、不慣れな環境での人間関係につまずき、うつ病、アルコール依存、睡眠障害、対人恐怖症を発症してしまい、心療内科へ通院することになる。そこで認知行動療法と出会ったことがきっかけとなり症状が快方へ向かう。著書を通して多くの方に、適応障害は対処方法を見出せれば確実に軽減できる病気であることを知ってもらいたいと願う。趣味は旅行と家庭菜園。家族は夫と一男一女。

わたしは適応障害

平成29年11月9日第一刷

著　者　大井駒子

イラスト　中村ユキ

発行人　山田有司

発行所　株式会社　彩図社《さいずしゃ》
〒170-0005　東京都豊島区南大塚3-24-4 MTビル
TEL:03-5985-8213　FAX:03-5985-8224

印刷所　新灯印刷株式会社

URL：http://www.saiz.co.jp
https://twitter.com/saiz_sha

 ISBN978-4-8013-0260-0 C0195